临证达变
中医治验

◎ 范镇海 著

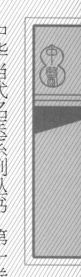

CS
K
湖南科学技术出版社

中华当代名医系列丛书·第一卷·再版

U0339874

作者简介

范镇海，男，汉族，1946 年 3 月生，湖南省隆回县人。1969 年于湖南中医学院本科毕业，即留在该校附二院内科工作。曾任该院内科教研室副主任、首届老干科副主任，中华华佗医药研究会研究员。现任副主任医师，《世界传统医学》杂志特约编辑。

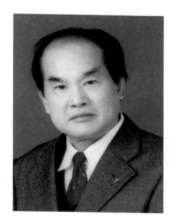

范镇海副主任医师从事中医内科临床 30 余载，善治疑难杂病，对肝胆病、肾病、糖尿病及呼吸道疾病的治疗，造诣较深；对应用"子午流注"辨治内科杂病独树一帜；在业者和同道中享有盛誉，乃至蜚声美国夏威夷。所撰写论文中有多篇荣获国内外奖项，参加了《中国现代基层医学文选》学术著作的编写工作，而《临证达变中医治验》启人心扉，是其一部颇具实用价值的中医专著。其成果被《世界优秀医学专家与人才业绩名典·中国卷》、《中国特色名医大辞典》及《科学中国人丛书·中国专家人才库》等入录。

概述本书，我在花丛中笑到了最后

范镇海

我写的《临证达变中医治验》一书。书中的几篇中医学术论文，获得了国际国内各种奖项及荣誉称号，亦即是光荣之花盛放国内外。而各别光荣之花，聚集成一花丛，呈现出光芒四射，事业上大显亮色。另本书以"开篇"及附带彩色插页图过渡为引子，即转入正式目录部分。如此排版够详尽，颇具连贯性，别有一番滋味，体现了前后照应的一整体观念，非常完美，称得上一部满意的作品。这又是一锦上添花，所以我在花丛中笑到了最后。

2021 年 6 月

开篇恭贺党百年华诞
禁不住即兴吟诗一首

范镇海

没有中国共产党，就没有我的今天。

受党培养而务实，一心一意拼事业，

坚持不懈永向前，后赢得小有名气。

从此更奋发向上，钻研学术倍信心。

著作初版问世了，贰零零叁年发行。

而再版新增论文，个人生平及意愿，

则一并相辅而行，充实了全书内容，

达成一本完整书，全归功党的栽培，

恰党百岁出版了。双喜临门畅吟诗，

党的恩情永不忘，献此薄礼感谢党。

希望对于后学者，能尽点绵薄之力。

2021 年 7 月 1 日

中间转载的报导
可见业绩较圆满

范镇海

中间转载所拍摄，各种媒体的报导，

获奖证书及锦旗，皆为影像真实照。

独发表多篇论文，榜上获各种荣誉，

事业上光彩照人。一同则足以说明，

体现业绩较圆满，由此可知辉煌过。

而学术具国际范，与陈景润*类同也。

＊陈景润：系国内一位算学家，其陈氏定律闻名世界。

2021 年 8 月

最后略回溯一生，轻走自我作古路

范镇海

余之出生年就是，壹玖肆陆丙戌年，
自眠之狗五行火[*1]，生肖五行概括之。
余一生起起伏伏，炼就了坚强意志，
不断蓄积学识力，至老获荣誉如下。
中医术榜上有名：国际成果奖得主，
后收美国中研院，发来一封邀请函，
在美拉斯维加斯，特邀学术会交流，
漂洋过海洛杉矶，千载一时荣幸事，
目无群众之领导，拒不让如愿以偿，
原本忌妒使然也。国际中西金二奖，
华佗杯赛二等奖。验方开花夏威夷，
花吐芬芳遍全球，乃名誉驰名中外。
著作初发北京版，而与再发湖南版，
北之版本龙王统，南之版本凤凰主，
初再合二为一版，北龙南凤绝佳配，
龙凤捧珠环抱紧，构成一付壮观图，
圆了一本完整书；并参编著作一部。
另婚后美满幸福，生育儿女全都有，
先作爷爷后外公，儿孙满堂大家庭，
巧遇孙女范鑫琳，下月赴英国留学，
事业家庭皆满意。即入现时平均年，
"通常是柒拾柒岁"[*2]。自身为一个医者，
对己病了如指掌。若暴发心、脑、肺梗，
没受折磨长眠了，走得轻松而自由，
求之不得的好事，仅希望如此而已，
但命由天不由余。风烛残年[*3]之岁月，

衰老退化的必然，加上原来之旧病。
宿疾左股头坏死、Ⅱ型糠尿病足病、
老龄骨质疏松等，诸病共推波助澜，
难堪隐形之杀手。同属疑难之病症，
逐渐加重而恶化，致病笃不可逆转。
一旦出现下情况：下肢胫前、后动脉，
跟大、次趾间动脉，搏动显弱几消失，
下肢缺血肤发黑，血液循环不通畅，
气血升降失和谐，阴阳错乱诸症生。
宣告病处"迫生"时，已知生命到尽头，
不再累赘家人了。病痛钻心太残酷，
余最不愿看到的，受活罪的赖活着，
不如来个痛快点。为避难堪那一幕，
毫不犹豫做选择，果断递交上申请，
而于夜间之子时，平静离去安乐死。
凸阴阳各司其事，轻走自我作古路，
丙戌火狗自眠去，就此利落升天堂。

　　＊1：《民俗通书万年历》说："公元一九四六年，……丙戌……生肖：自眠之狗五行属火。"自眠之狗五行火，语出此也。

　　＊2：《择吉通书》说："我们把人类平均寿命暂定为72岁"。2021年6月，一次看电视中听说过印象尤深的一句话："一个人的寿命通常是77岁"，指现时人的平均寿命为77岁。由此可见，现时人的平均寿命比那时人的平均寿命提高了5岁。

　　＊3：风烛残年：人到晚年，先天命火肾气衰，命火阳气不牢固，阳气根基处动摇，随时可发生气脱落而死亡。所谓"人活一口气"，这口气就是阳气，来支撑人的生命，而人的阳气没了，自然人就没救了。此即风烛残年之写照也。

2021 年 8 月

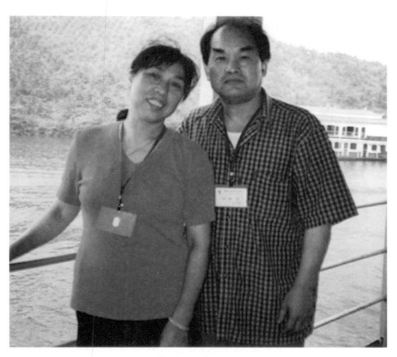

作者与夫人照

（2003 年）

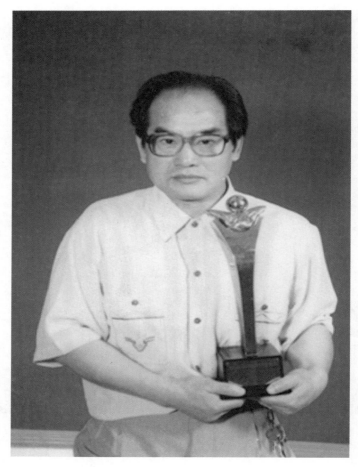

《从肾论治老年人消渴病》荣获"国际中西医药金杯二等奖"，是"大陆赛区本届最高奖"。

（A）

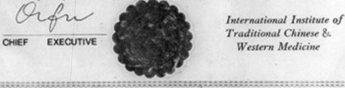

1st International Traditional Chinese & Western Medicine Conferernce

BEST   PAPERS

Dr.

Your academic thesis titled as 从肾论治老年人消渴病 is evaluated as 国际中西医药金杯二等奖 n the 1st International Traditional Chinese & Western Medical Science's academic activities, in view of the high theoretical quality and the great practical value shown in your thesis.

_____
CHIEF   EXECUTIVE

International Institute of
Traditional Chinese &
Western Medicine

(B)

国际中西医药学会
International Institute of Tc & W Medicine

范镇垧医生：

　　祝贺您已获国际中西医药学会论文大赛金杯二等奖，是大陆赛区本届最高奖。

先生本人被邀请在石家庄学术会议做学术报告，望准参加！

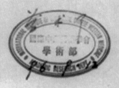

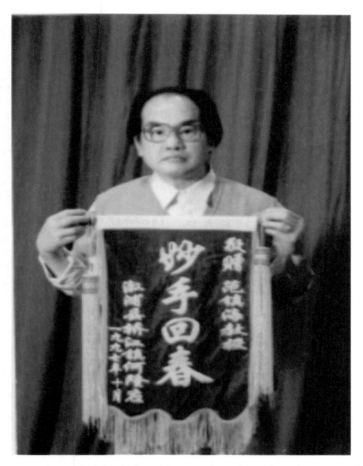

　　吾于1997年，治疗何隆应（男，66岁）老人消渴病（Ⅱ型糖尿病），正是遵循《从肾论治老年人消渴病》理论，结合其症状进行辨治后，获得较好地治疗效果。该患者发自内心地特赠送"妙手回春"锦旗，以表敬、谢之意。

（D）

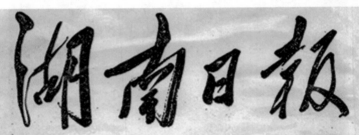

湖南日报

HUNAN RIBAO　1987年1月8日　星期四

农历丙寅年十二月初九　第13356号

一封来自美国的求医信

一九八六年十月十一日，从美国发来一封求医信。信中说："范中医，你是我的救命恩人，在此我向你表示衷心的感谢；并请求你能给我治疗顽固老病……"。这位范中医是湖南中医学院附二院内科范镇海医师。写这封信的是美籍华人徐瑞卓。徐先生出生于广东省，一直在美国夏威夷经商，现年已六十五岁，患肝硬化已经十余年了。从去年九月初起，病情越来越严重，终至卧床不起，病久思故里，病重盼良医。正在这时，他的一位姓朱的亲戚，在一本《中医杂志》上看到范医师写的《治疗肝硬化腹水二例》一文，如获至宝，当即抄了文中介绍的第一个处方给他，连服二十余剂，部分症状被基本清除，他能够起来活动了。所以他非常感激范医师，写信要求范医师继续为他邮方治疗。

（本报通讯员）

（E）

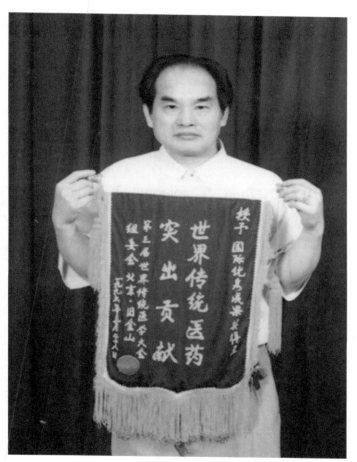

《依时辰辨治内科杂病三法》，荣获"世界传统医药突出贡献国际优秀成果奖"，并授予锦旗。

（F）

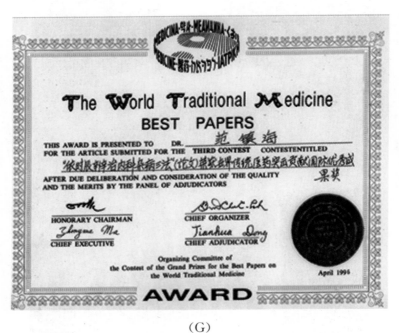

(G)

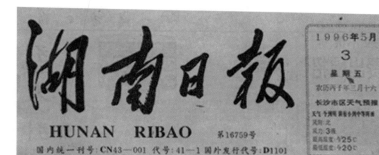

（H）

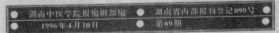

湖南中医学院报编辑部编　　湖南省内部报刊登记099号

1996年4月10日　　　　　　第69期

第三版

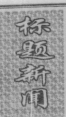

　　我院附二院内科范镇海副主任医师于3月28—29日参加了第三届世界传统医学大会暨世界传统医学优秀成果大奖赛中国交流会，其论文"依时辰辨治内科杂病三法"荣获世界传统医药突出贡献国际优秀成果奖。

（Ⅰ）

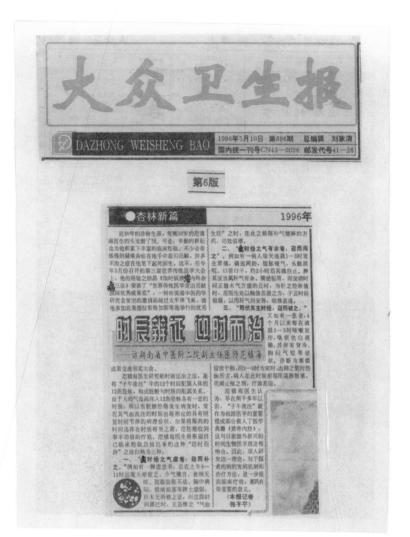

　　本报报道："他的……《依时辰辨治内科染病三法》……一封由美国中医药学研究会发出的邀请函……请他参加在美国拉斯维加斯等地举行的优秀成果交流领奖大会。"

（J）

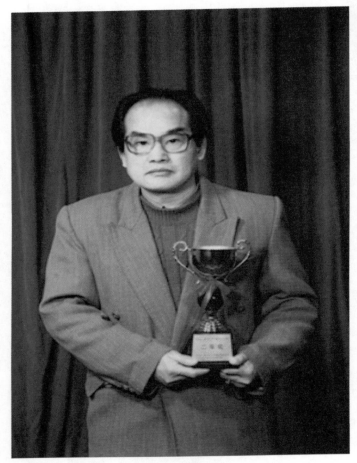

　　《运用右主气虚、左主血虚辨治疑难怪病》，在全国第一届华佗杯论文
大赛中荣获二等奖。

（K）

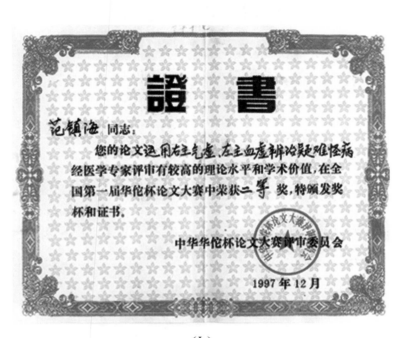

證書

范镇海 同志：

您的论文运用右主气虚，在主血虚辨治疑难怪病经医学专家评审有较高的理论水平和学术价值，在全国第一届华佗杯论文大赛中荣获二等奖，特颁发奖杯和证书。

中华华佗杯论文大赛评审委员会

1997 年 12 月

（L）

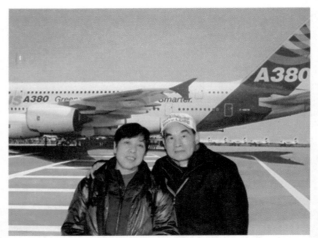

恰作者古稀之年，与妻飞西安旅游，
于黄花机场留影，象征着安享晚年。

（2015 年）

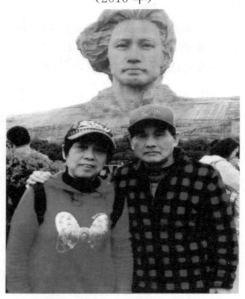

长沙的橘子洲头，系红色旅游胜地，
青年雕像毛泽东，屹立橘子洲南面，
树伟人创新景观，令橘洲风景独好，
游橘洲看长沙范，夫妻敬仙留个影。

（2017 年）

再版说明

　　本人心地直爽，说话不多，看问题有主见，不随声附和，自立自强、不愿乞讨；在医疗事业上，立志努力笃学研究中医，一直用临床疗效、公开发表的学术论文来说话，小有建树。拙著（中华当代名医系列丛书·第一卷）《临证达变中医治验》（中医古籍出版社出版发行）一书，集其所发表的22篇论文，融汇成册，初版于2003年12月（再版基本保持原样）。本书系对疑难病症，遵循临证知常达变的应用，突出中医特色的新论和治疗规律，为中医理论体系的发展，提供了重要素材。书中内容着重于临床实际，适合临床参考，对拓宽临床医生诊病思路，提高诊疗水平，具有较高的指导意义，其临床实用价值大；同时，能启迪后学广开眼界，可提高理论与实践相结合的能力。翻开书页，见标题，既新颖又切实，吸引读者阅读；读文章言简意赅，阐述医理，深入浅出，耐人寻味。这本集临证治验于一体的小册子中呈现的，正是读者所需要的，尤令步入毕业临床实习的学生可随身携带，便于翻阅。为进一步完善个人学术经验，现增加10篇学术论文（1篇已发表，9篇未发表）。此外，本次再版特地在书末增加了"跋文"，既充实了内容，又体现了序、跋齐备的完整性。

内容提要

    本书内容划分先后两部分。以中医医术为主，中医理论古朴而灵活，讲求知常达变，而知常达变对临证至关重要。书中集临证治验于一体，将"达变"这一核心贯串于书中之内。从中看出，能达变则治病效如桴鼓；能达变则突出特色的新论和治疗规律。独到之处，可资借鉴。而所载学术论文共 32 篇，23 篇已发表，其余 9 篇未发表。后附 5 篇文章（包括其个人生平、意愿及其他）与书后面的《跋文》相辅而行，如此合二为一，既充实了全书内容，又达成一本完整的书。

自　序

　　中医学之精华，全在临证的疗效上，因此中医的生命力在于临床。就临床而言，历代医家非常重视发挥中医学术的灵活性，讲求临证知常达变（以下简称临证达变）的应用。然冰冻三尺，非一日之寒，临证达变之功非一蹴而就。余经数十年临床反复实践的磨炼，进与病谋，退与心谋，如此在悟性中不断提高达变能力，从而以中医学术博大精深之理论，指导临床变通运用，每每收到意想不到的神奇效果。显然，这出奇制胜之有声，全来自运用中医学术临证达变之无声，此所谓"无声胜有声"是也。余在临证达变的基础上，析疑辨难，对所治愈之部分内科疑难病例，以及间或采用内科治疗所获痊愈的他科疑难病例进行整理，并先后于国内外学术刊物上发表论文 22 篇。现将其略作分类予以编排，融汇成册，名曰《临证达变中医治验》。是书乃一家之言，再加上个人学验浅乏，书中必然存在诸多不足，尚祈诸贤达惠以教正。

　　最后，为本书的出版，贤内助张东华女士给予了热忱支持与关心，于此谨致谢忱。

2003 年于湖南省中医院
湖南中医学院第二附属医院

目　录

1. 拟固肾化瘀通络法治疗慢性肾炎蛋白尿 ……………………… 001

2. 以水肿病为例，论无病证结合，即无中医 ……………………… 003

3. 糖尿病治验 ………………………………………………………… 007

4. 从肾论治老年人消渴病 …………………………………………… 009

5. 六味地黄汤治愈夏季五更泄泻 …………………………………… 011

6. "用辛补之，酸泻之"治法之我见 ……………………………… 013

7. 略谈治肝郁"用辛补之，酸泻之" ……………………………… 015

8. 论用酸敛补肝法治肝郁 …………………………………………… 017

9. 酸甘化阴法在肝病中的临床应用 ………………………………… 019

10. 治疗肝硬化腹水 2 例 ……………………………………………… 021

11. 治胆石症通中莫忘收 ……………………………………………… 023

12. 胃脘烧灼治验 ……………………………………………………… 025

13. 胃冷验案 …………………………………………………………… 026

14. "肺合大肠"临证体会 …………………………………………… 028

15. "开鬼门"法治湿举隅 …………………………………………… 030

16. 肺胀虚证别论 ……………………………………………………… 033

17. "子午流注"应用于内科验案 3 则 …………………………… 035

18. 依时辰辨治内科杂病 3 法 ……………………………………… 038

19. 运用右主气虚、左主血虚辨治疑难怪病 ……………………… 042

20. 头右顶骨骨瘤 ……………………………………………………… 045

21. 从风痰瘀论治偏侧颅内肿瘤 …………………………………… 047

22. 治愈复发性口腔溃疡 1 例体会 ………………………………… 050

23. 加味柴胡汤治疗偏头痛之管见 ………………………………… 052

24. "化癥回生口服液"是攻补协同抗肿瘤中药一古方 …………… 056

25. 诊驼背弓腰O形腿,治拟六子方固肾气 …………… 060

26. 阴寒相加并肝木克脾案 …………… 063

27. 黄芪临床应用概说 …………… 064

28. 医话7则 …………… 066

29. 不用药治的四管齐下的Ⅱ型糖尿病自救之路 …………… 071

30. 对人的每天代谢一天之计在于卯 …………… 076

31. 略谈养生话长寿,贵在坚持四要点 …………… 077

32. 对于无法救治之病症,建议设立人道安乐死 …………… 081

附

简要回忆录 …………… 083

青年雕像毛泽东,令橘洲风景独好 …………… 091

为梦想奋斗值得 …………… 094

喜庆即兴七言诗 …………… 096

三生有幸天作美,庆幸做下医话四则 …………… 098

跋文 …………… 102

1. 拟固肾化瘀通络法治疗慢性肾炎蛋白尿

尿蛋白质的存在，是慢性肾炎的重要标志。但慢性肾炎尿蛋白质较难治疗，关键在尿蛋白质不易消除。其病程长，临床以尿检蛋白质持续漏出，偶见红细胞，伴水肿、腰痛为主要特征。蛋白尿得不到控制，终至渐进性慢性肾衰竭。中医认为其病变主要在肾。

肾位于腰部脊柱两侧，即所谓腰为肾之府。《素问·六节藏象论》："肾者，主蛰，封藏之本，精之处也。"《管子·内业篇》："精也者，气之精者也"。且"肾为水脏"，居下焦，主二便，司开阖，蒸化水液，分清泌浊，是以肾又为"封藏精泄浊"之司，"肾气固当留其精而泻其粗"。此与现今医学认为血流通过肾脏，其能吸收保留有益物质（即蛋白质、红细胞等，是组成人体的精微物质，类似中医所说之精）而排出代谢废物相吻合。正常情况下，肾精充足，其封藏有权，肾的气化功能自如，就能完全吸收保留有益物质和排出废物，亦即所谓"血脉流通，病不得生"之意也。反之，则出现蛋白尿，间有红细胞尿体征，伴水肿、腰痛等症状。因本病多绵延，蛋白自尿中不断漏出，红细胞亦间有漏出，病势日久，而致久病入络，久漏血瘀（亦即久病肾气虚弱，气源不足，运动无力，故易产生血瘀）。

综上所论，慢性肾炎尿蛋白质的主要病机，为肾虚不固，脉络瘀阻，故当治拟固肾化瘀通络之法。据此道理，余通过多年临床实践，对治慢性肾炎尿蛋白质，自拟六子固精化瘀消白汤：

枸杞、前仁、菟丝子、五味子、覆盆子、芡实、黄芪、葛根、丹参、益母草、三七、蝉蜕、地龙、鹿衔草、岗梅根。方中枸杞、前仁、菟丝子、五味子、覆盆子、芡实，共为六子，以其甘平补肾益精，即所以精充肾固气化有权也；重用黄芪补气，以助肾气化而加速血行；妙用葛根"鼓舞胃气上行"，升清降浊，以添肾分清泌浊之效。结合现代研究，葛根含黄酮苷，有扩张血管、增加血流作用，即能增加肾血流量，促肾吸收保留有益物质和排出废物，这与添肾分清泌浊属同一道理。丹参、三七、益母草活血化瘀行水，扫除血行障碍。蝉蜕、地龙、鹿衔草、岗梅根搜剔通络散瘀而祛肾风。诸药配伍，寓补中有泻，使补而不滞，为通补开合之剂。全方共奏益精固肾，气化正常，血脉流通自如之功。组方之意确为肾虚不固，脉络瘀阻之病机而设，亦正符合固肾化瘀通络之法则，故本方对慢性肾炎尿蛋白质颇为适宜。

随症加减：若兼脾虚者，选加党参、白术、淮山、茯苓；兼头痛眩晕者，选加石决明、白芍、天麻、钩藤、淮牛膝；尿中有红细胞者，选加白茅根、地榆炭、蒲黄炭；伴浮肿甚者，选加防己、猪苓、茯苓皮、大腹皮、桑白皮等。于临床实践中，余遵慢性肾炎蛋白尿，治拟固肾化瘀通络法，以上方加减治疗，对控制蛋白尿，及久服而能消除蛋白尿，常获卓效。

（本文载入《中华当代优秀医学论文荟萃》1998年7月第1版）

附：本文于1998年经专家委员会评审，荣获《中国实用现代临床医学》"优秀论文一等奖"。

【注意】典型病例请阅"以水肿病为例，论无病证结合，即无中医"相关内容。

2. 以水肿病为例，论无病证结合，即无中医

中医古籍中，张仲景的太阳、阳明、少阳、太阴、少阴、厥阴六经辨证，是用于"伤寒病"；还有卫气营血辨证，是用于"温病"。显然，中医治病，先认识病（即先辨病），在不同的疾病范畴里严格执行其辨证（意谓中医特点是先辨病再辨证，病证结合）。这种形式与方法可名之为"识病辨证"。如临证"见痰不消痰，出血不治血"而能消痰止血者，就是"辨证论治"显示出来的神奇效果。不难发现，其中"辨证"两字，实质是"识病辨证"的具体体现，由是强调了"辨证"还要"辨病"，亦即所谓病证结合（辨病与辨证结合）诊疗之意。据此，本文仅举水肿病为例，以见一斑。

病例一 营养不良贫血性水肿

张××，男，45岁。

1988年5月18日诊。

患水肿近一年，曾于某医院经血液化验、骨髓穿刺及其他理化检查，确诊为"营养不良贫血性水肿"。即多处服中药治疗，效果总不佳。诊见：颜面虚浮，下肢肿胀，头晕眼花，面色不华，虚烦心悸，夜寐不安，大便干，而食欲正常，舌色淡，苔薄白，脉细。查体：血压120/80mmHg。神清合作，精神尚可，面色不华，颜面虚浮，皮肤、黏膜无黄染，表浅淋巴结无肿大。双肺呼吸音清晰。心率80次/min、律整。心尖区可闻及Ⅱ级收缩期杂音。腹软无压痛，未触及包块，肝脾未及。双下肢轻度浮肿。尿检（-）。血常规：血红蛋白80g/L，红细胞4.0×10^{12}/L，血小板120×10^9/L，白细胞7.8×10^9/L，中性0.70，淋巴0.30。查前用药选用八珍汤、归脾汤、异功散合五皮散之类，却其病不愈。何故？综观脉证，结合心主血脉、血

由气行的道理，细究其因，审度再三，毅然断为心血虚少，使心气失调，则心气推动无权而致水肿。治宜补心血以调心气而气主水行之法。方拟四物汤加味：

熟地黄 15g　杭白芍 12g　当归身 10g　大川芎 6g

制首乌 30g　枸杞子 20g　龙眼肉 12g　柏子仁 10g

生黄芪 12g　紫丹参 12g

连服 15 剂后，水肿明显减退，兼症亦见好转。守方续服 30 剂，诸症消失。然本病为血虚，血属阴，"阴无骤补之法，非多服药不效"，故再续上方制成丸剂，以图根治。服 3 个月后，复查血红蛋白为 125g/L。随访 2 年，身体健康，病未复发。

按　中医认为，气之与血，一阳一阴，合为一体，互为其根。气血和谐，则病不由生。但此例因心血虚少，则血不和，根据气血相依的道理，可知血不和者必及于气，即所谓未有血不和而气自和者。故心血虚少自致心气推动无权，气行不畅，水行受阻，则聚而为肿，此正是"气可以病水"之意也。方中取补血之四物汤而补充心血，另以首乌、枸杞、龙眼肉、丹参填精益血养心；然于大队补血药中，配用少量黄芪补气者，意在引阳入阴而和其阴也，则阴阳自和，血气平调，遂复其固有环抱之常，自血充气主，心气推动有权，气行如常，而水行自利。更以柏子仁"养心气……益智宁神"，引药直达病所。诸药合用，共达补心血以调心气，气主水行而愈肿，故效如桴鼓。一般认为本病都责之为肺、脾、肾三脏功能失调，治疗多疏风、化湿、利水、宣肺、健脾、益肾诸法。但此例非常法之所及，故在辨病与辨证相结合的基础上，拟补心血以调心气，心气主则水行通畅，遵古而不泥古，采方而不执方，变通运用，是以不专治肿而肿自消。这不仅体现了中医学整体观念、治病求本的特点，而且亦说明了审证求因、圆机活法极为重要。

病例二　慢性肾炎蛋白尿之肾性水肿

贺××，男，28 岁。

1992 年 3 月 26 日诊。

患有慢性肾炎四年，持续蛋白尿。颜面及下肢时肿时退，每当工作劳累或感冒时，尿蛋白质明显增加，即使服用泼尼松等激素类药，尿蛋白（＋）一直不降。刻诊：面浮肢肿，下肢尤甚，按之凹陷不起，腰部隐痛，双膝酸软，饮食正常，溲少，大便平。舌质稍淡、有瘀点，苔薄微黄，两脉沉细而尺弱。尿检：蛋白质（＋＋＋），红细胞（＋），颗粒管型 0～2。血压 130/80mmHg。显为肾性蛋白尿。《素问·六节藏象论》："肾者，主蛰，封藏之本，精之处也。"又"肾为水脏"，居下焦，主二便，司开阖，蒸化水液，分清泌浊。而蛋白乃组成人体的精微物质，类似中医所说之精，是精宜封藏，不宜泄漏（即尿中不应有蛋白漏出）。结合辨病与辨证，根据久病多虚、久病入络、久漏血瘀的道理，综观脉证，病属肾虚不固，脉络瘀阻所致水肿。治宜固肾摄精，化瘀通络。自拟六子固精化瘀消白汤：

枸杞子 20g　菟丝子 12g　五味子 6g　覆盆子 10g

芡实子 15g　生黄芪 30g　粉葛根 30g　紫丹参 15g

益母草 30g　净蝉蜕 10g　广地龙 10g　鹿衔草 15g

岗梅根 30g　三七末 3g（冲服）　车前子 15g（布包）

上方连服 15 剂后，浮肿明显减退，余症亦减轻。尿检：蛋白质（＋）、红细胞 0～2。病见转机，仍蹈前方续服 30 剂，诸症悉除，且连续 3 次尿检，蛋白尿完全消失。虑慢性肾炎蛋白尿，病多缠绵，易复发。其道理在于尿蛋白质的长期漏出，人体精微物质的不断流失，势必损耗肾精，而肾精的补充和恢复，非短时期内可以见功；另蛋白尿漏出日久，久漏血瘀，自必伤及肾之脉络，导致肾脉血瘀精难复旧，而肾之脉络的修复，又非多服药不效。因此，治宗原法贯串全病程，遂拟原方制成丸剂，连续服药半年，以缓图巩固疗效。随访 3 年，工作正常，病未复发。

按　患者系慢性肾炎蛋白尿所致肾性水肿，而自拟六子固精化瘀消白汤竟收全功。方中枸杞、前仁、菟丝子、五味子、覆盆子、芡实共为六子，以其甘平补肾益精，即所以精充肾固气化有权也；重用黄芪补气，以助肾气化而加速血行；妙用葛根"鼓舞胃气上行"，升清降浊，以添肾分清泌浊之效。结合现代研究，葛根含黄酮苷，有扩张血管、增加血流作用，即能增加肾血流量，促肾吸收保留有益物质和排出废物，这与添肾分清泌浊属同一道理。丹参、三七、益母草活血化瘀行水，扫除血行障碍。

蝉蜕、地龙、鹿衔草、岗梅根搜剔通络散瘀而祛肾风。诸药配伍，寓补中有泻，使补而不滞，为通补开合之剂。组方之意确为肾虚不固，脉络瘀阻之病机而设。本例成功之关键在于抓住肾失封藏、脉络瘀阻这个根本，坚定不移地采用了固肾摄精、化瘀通络这一主要治法，坚持服药，从而促使肾之封藏有权，气化正常，血脉流通自如的恢复（即所谓"血脉流通，病不得生"之意也），则自可控制和消除尿蛋白质，故水肿遂得根除。

综上所举两例水肿病的治疗，属"同病异治"，但均不治水而水肿自愈，皆获卓效。始终紧系病证结合诊疗于一体，以病带证，以证带方，病证方药自成体系的结果。乃进一步说明中医辨治疾病，必须病证结合的道理。由是可知，病证结合是中医临床思维与理论思维的重要方法，在中医学术和临床发展史上有着举足轻重的地位。所以说："无病证结合，即无中医。"

［本文载入《中外名医杂志》（国际中华名医协会主办）2001 年第 11期］

3. 糖尿病治验

吴××，男，57岁。

1989年5月8日诊。

患者5个月前，因出现口渴、饮多、食多、尿多，于某医院检查，诊断为糖尿病。经多方治疗，效果不佳。现小便频数量多，两颧潮红、面热，头晕耳鸣，烦躁易怒，阵阵颈以上汗出，有时两腓肠肌抽筋，口干咽燥，舌红少苔，脉细数。测尿糖（＋＋＋）。证属下消，为阴虚火旺所致。治宜滋阴降火，兼以清肺滋水，拟三才封髓丹加味：

玉竹参30g　生地黄30g　杭白芍30g　天门冬15g

天花粉15g　麦门冬15g　淮山药15g　川黄柏10g

五味子6g　金石斛10g　生甘草10g　缩砂仁5g

煅龙骨20g　煅牡蛎20g　菝葜60g

服药15剂，面热消失，汗出止，余症大减，测尿糖（＋）。守方连服35剂后，诸症痊愈，查血糖6.1mmol/L。乃改服六味地黄丸一个月以巩固疗效。2个月后追访，未复发。

按　糖尿病属中医消渴范畴。《医学心悟》："三消之证，皆燥热结聚也。……治下消者，宜滋其肾，兼补其肺……下消清肺者，滋上源以生水也。三消之治，不必专执本经，但滋其化源，则病易瘥矣。"《景岳全书·三消干渴》说："有虚火者，以真阴不足也……若由真水不足，则悉属阴虚，无论上中下，急宜治肾，必使阴气渐充，精血渐复，则病必自愈。"本例乃年逾半百之人，肾之精血已亏，致阴虚火旺，真阴愈竭，孤阳妄行。方中取白芍、五味子与玉竹参、生地黄、天冬、麦冬、淮山、石斛、甘草相伍，酸甘化阴，而其中生地黄、天冬、麦冬、石斛、玉竹参等甘寒之品合用，又清肺生津，滋上源以生水，则能大滋肾阴，填精补髓，壮水制火；黄柏苦寒清火以坚真阴；煅龙牡敛火以制阳；花粉、菝葜为治消渴之要药；而配砂仁"益肾，理元气，通滞气"，引药归肾，又属补中有泻，补而不滞。如此组方用药，故收全功。

（本文载于《四川中医》1990 年第 3 期）

4. 从肾论治老年人消渴病

中医之消渴，属现代医学的糖尿病。但老年人糖尿病以非胰岛素依赖型为多见。宋·杨士瀛《仁斋直指方·消渴》："天一生水，肾实主之……《素问》以水之本在肾……真水不竭，安有所谓渴哉。"《素问·上古天真论》云："七七，任脉虚，太冲脉衰少，天癸竭，地道不通，故形坏而无子也……八八，天癸竭，精少，肾脏衰，形体皆极，则齿发去。"显然，老年人的特点，皆有肾之精血亏虚情况，正如朱丹溪所说："阴常不足，阳常有余"也。《临证指南医案·三消》指出："三消一证，虽有上、中、下之分，其实不越阴亏阳亢，津涸热淫而已。"其与此较相吻合。肾精不足，其封藏无权，则精益虚，然精血互生，故有"精足则血旺"之说。精虚则血少，血少则血脉失充而血流不畅，致脉络瘀阻，新血不生，势必又影响生化阴精。据此道理，余通过多年临床实践，对治老年人消渴病，拟定滋肾固精活血方：

生地、花粉、天冬、甘草、黄柏、丹参、太子参、首乌、枸杞、黄精、砂仁、桃仁、五味子。方中花粉为"消渴圣药"，养阴生津之佳品；且生地黄、天冬、甘草、首乌、枸杞、黄精、太子参等甘味药，与五味子酸敛收涩之品相伍，酸甘化阴，共能大滋肾阴，填精固涩，即以壮水制火；黄柏清火以坚真阴而强肾；丹参、桃仁活血化瘀而生新，新血则能化精，以益充肾精；更妙在砂仁"益肾，理元气，通滞气"，引药入肾，与丹参、桃仁活血之品连用，走而不守，寓补中有泻，使补而不滞。如此配伍，肾精固藏，真阴充足，则真水不竭，自足以上交于心滋养乎肺，中能润泽脾胃，下能平调肾中水火。肾为水火之脏，五液皆生于肾，水火平均，水升火降自如，则津液生，气血利，自达津液济布全身，消渴则已矣。故本方对老年人消渴病颇为适宜。

随症加减：若阳明胃火甚者，加生石膏、知母；阴虚内热甚者，加知母、玄参、丹皮；伴眼蒙干涩者，加菊花、石斛；伴少气乏力者，加黄芪；伴手足麻木疼痛者，加乌梢蛇、蜈蚣、安痛藤等。并嘱患者配合治疗，节制饮食，严禁烟酒等辛热之物。否则"不减滋味，不戒嗜欲……病已而复作。"

附 典型病例

王×，男，67岁。

1992年4月12日诊。

患者3年前无明显诱因出现小便频多，口渴喜饮，经某院检查诊为糖尿病。服用苯乙双胍及格外本脲等西药，效果不佳，即转诊中医。诊见：小便频数量多，口渴咽燥，头晕面红，手足心热，腰酸耳鸣，大便干，四肢麻木疼痛。查空腹血糖为10.8mmol/L，尿糖（＋＋＋），舌红苔少，质边微暗，脉细数。此属阴虚火旺、风阻络脉之证，予滋肾固精活血方加味：

生地黄30g　制黄精30g　制首乌30g　太子参30g

天门冬15g　枸杞子15g　五味子10g　天花粉20g

紫丹参20g　光桃仁10g　川黄柏10g　缩砂仁8g

乌梢蛇15g　安痛藤20g　干蜈蚣3条　生甘草6g

服药7剂，面红消失，耳鸣止，余症大减，测尿糖（＋）。守方连服30剂后，诸症痊愈，查血糖为5.4mmol/L。再服10剂，以善期后。半年后随访，安然无恙。

（本文载于《现代临床医学研究与实践·第五辑》1994年12月第1版；后中国中医药优秀学术成果文库总编委会有意录用本文，而被入载《中华名医专家创新大典》1998年12月第1版。）

附：本文在首届（1996）国际中西医药优秀论文评选活动中获金杯二等奖，是"大陆赛区本届最高奖"。其详情参看书前影像（A、B、C、D）便知。

5. 六味地黄汤治愈夏季五更泄泻

彭××，女，41岁。

1982 年 7 月 15 日诊。

患者自 1968 年春生下第二胎后，其体虚弱，身感病温，尔后即发"夏季五更泄泻"，历十余年经治不效。细询之，知泻前心烦，手足心热，脐腹发胀，伴见头晕耳鸣、口燥咽干等病症。查舌红少苔，脉细略数。究其证情，乃阴虚之明证也。本温病后，每有阴虚，其阴虚之体，逢夏季炎热，又工作于火炉旁，暑热迫阴津汗出而复伤其阴，则阴虚更甚，而致肾阴不足也。黎明乃人身阳气升发之时，然病本属肾阴不足，阴不足则阳无所济，其时阳主无权，气化失司，不能升清降浊，于是"清气在下""浊气在上"，故脐腹胀而作泻。悟得此理，认为滋肾方能取效，遂拟六味地黄汤：

熟地黄 20g   山萸肉 12g   淮山药 15g   福泽泻 10g

云茯苓 10g   牡丹皮 10g   共 6 剂

药尽泻止，精神振奋。见病有转机，守方连服 20 剂，多年沉疴，竟告痊愈。随访 3 年未复发。

按　本例夏季五更泄泻症，临床较为罕见。其病起于夏而愈于秋，与"小儿夏季热"，秋凉自平相类。因夏季暑令之气，阳盛阴虚者易感之，由于小儿阳盛多见，故入夏则发热，此例为阴虚，故入夏则泻也。一般认为本病属脾肾阳虚，运化失常所致，治宜温补脾肾为其常，而此例用六味地黄汤滋补肾阴以济肾阳而收全功。由此可见，同一病有常有变，要知常达变，辨证施治，庶可克疾制胜。特别是在施治时不能拘泥于套法，方可取效。

（本文载于《四川中医》1989 年第 9 期）

【附加说明】《长江医话》的编写始于 1984 年 9 月，至 1989 年 10 月第 1 版问世。1984 年 10 月，负责《长江医话》组稿者，来院收取稿件。因当时只注重稿件篇幅宜短之惯例，故将上案例治用六味地黄汤，改治服用六味地黄丸，拟命名"用六味地黄丸治愈夏季五更泻"之稿件交上。时过四年余，未见其录用通知。1989 年予以重新整理，以"六味地黄汤治愈夏季五更泄泻"为标题寄出，乃发表于《四川中医》1989 年第 9 期。之后，发现《长江医话》已录用第一稿，但以第二稿为标准，特此说明。

6."用辛补之，酸泻之"治法之我见

《内经》云："肝欲散，急食辛以散之，用辛补之，酸泻之。"此系治疗肝郁之大法，其包括两个部分。余以这一理论指导于临床，用治肝郁证。现分述如下。

（1）"用辛补之"。辛主发散，则辛味药能散肝之郁滞。而"肝欲散"，"用辛补之"，即是遂其所欲，故名为补。此即今之疏肝理郁法。正如尤在泾说："……然肝以阴脏而含生气，以辛补者，所以助其用。"柴胡疏肝散即是其代表方。

（2）"酸泻之"。盖酸涩收敛，能收敛肝气，就"肝欲散"而言，此乃逆其性而为泻也。临床肝郁之证虽有虚实之分，但在治疗时，亦均可采用"酸泻之"之法，下面从两方面进行阐述。

1）肝郁实证。若肝疏太过，致其气用过强，临床表现为肝气横逆之郁证，即可采用"酸泻之"之法。结合《本草正义》云："收摄……肝气之恣横，则白芍也。"所以余自拟白芍乌梅楂肉汤加味，用作酸泻肝木之方。临床又多酸苦相伍，以苦能泄阳之故。

2）肝郁虚证。《金匮》云："夫肝之病，补用酸。"尤在泾说："肝之病……补用酸者，所以益其体。"盖肝以血为体，若肝血虚，故肝木疏泄无权而生郁。治用酸甘化阴，滋养肝之阴血，充体柔肝而敛肝气，以复其条达之性。若肝阴亏耗，肝阳偏旺，其气盛而致郁。治用酸甘化阴，滋肝以补阴血而敛阳气，使其疏泄正常。两者均取酸甘化阴药，补肝以敛肝气，获其条达之性而郁散，此即以"酸泻之"之义。余常以四物汤为其理郁之代表方。

综上所述，区分其"用辛补之"和"酸泻之"这两种不同法则的关键是：前者多采辛散药以疏散其郁；后者取酸涩药收敛肝气之横逆以解其郁，或取酸甘化阴药，补肝以敛肝气，获其条达之性而郁散，此敛之即以泻之，两者可谓是有异曲同工之妙。

（本文入载《内经新论》，中华全国内经专业委员会编，1991 年第 1 版）

7. 略谈治肝郁"用辛补之，酸泻之"

肝郁之证临床较为常见，治肝郁当从《内经》"肝欲散，急食辛以散之，用辛补之，酸泻之"之法。现结合临床治验，略述如下。

病例一

陈××，女，28 岁。

1989 年 5 月 12 日诊。

患者平素性急，昨日因与人发生口角，恚怒气郁，现胃脘胀满，攻痛连胁，按之较舒，胸闷不适，饮食不振，时有矢气，苔薄，脉弦。此属肝气郁结犯胃，法宜疏肝解郁，方用柴胡疏肝散加味：

北柴胡 10g　江枳壳 10g　香附子 10g　广郁金 10g

杭白芍 12g　广陈皮 6g　粉甘草 6g　炒川芎 5g

炒青皮 5g

进 2 剂后，胃脘胀痛大减，胸闷除，纳食增，守方再进 3 剂，病乃愈。

病例二

邓××，男，32 岁。

1989 年 10 月 8 日诊。

患者胃脘部疼痛 5 年余，反复发作，经某院钡餐造影诊为"慢性十二指肠壶腹部溃疡"。现胃脘灼痛引胁，胸胁胀满，急躁易怒，头眩心烦，嗳气纳呆，口苦口干，小便黄热，舌红苔黄，脉弦数。此属肝郁化热，横逆犯胃，治以酸敛苦泄，泻肝以安胃。自拟白芍乌梅楂肉汤加味：

杭白芍 15g　乌梅肉 12g　山楂肉 12g　旋覆花 10g（布包）

延胡索 12g　绵茵陈 12g　川黄连 8g　牡丹皮 10g

江枳实 10g　全瓜蒌 10g　川楝子 10g　川木通 10g

服 5 剂痛止，药已中病，仍守前方加减 10 剂，诸证痊愈。

按　上述 2 例胃脘痛，其病机皆由肝郁引起，故均从肝郁论治（所谓"治肝可以安胃"），但治法有别。病例一患者因情志不舒，肝疏失常，而致肝气郁结犯胃证。方以辛散理气药为主的柴胡疏肝散加味，其中白芍与甘草同用（即芍药甘草汤），以缓急止痛，而白芍为收敛之品，既对辛散理气药以缓冲，又属散收平调，则共达散其肝之郁滞之功，故肝平胃安而病自愈。本例取辛散理气药，以顺其条达之性，遂其所欲，故名为补。正如尤在泾云："……然肝以阴脏而含生气，以辛补者，所以助其用。"病例二系由肝疏太过，其气用过强，而致肝气横逆犯胃证。《本草正义》云："……收摄……肝气之恣横，则白芍也。"盖白芍酸涩收敛，就"肝欲散"而言，此乃逆其性而为泻也。所以余自拟白芍乌梅楂肉汤加味，以酸泻肝木，且方中取酸苦相伍，以苦能泄阳之故，共达泻肝安胃之效，故病即愈。由此可见，"用辛补之"和"酸泻之"是治疗肝郁的两种不同法则。前者多取辛散理气药以疏散其郁；后者取酸涩药收敛肝气之横逆以解其郁也，此敛之即以泻之。两者实属治法相反，但其目的一致，正所谓"相反相成"是也。

（本文载入《山西中医》1991 年第 2 期）

8. 论用酸敛补肝法治肝郁

《内经》云："肝欲散……用……酸泻之。"《金匮》云："夫肝之病，补用酸。"尤在泾亦云："肝之病补用酸者，肝不足，则益之以其本味也，……补用酸者，所以益其体。"指出酸味药能敛肝阴而补肝体。夫肝以血为体，若肝血虚，则肝体失充，故肝木疏泄无权而生郁。余用酸敛补肝法治肝郁（以下简称敛肝理郁），即取酸甘化阴药，滋养肝之阴血，充体柔肝而敛肝气，以复其条达之性。若肝阴亏耗，恣其肝阳偏旺，其气盛而致郁，阴不涵阳，则肝阳暴涨，发泄无遗，此即临床上常见肝阴不足之阳气亢盛证。治宜酸敛补肝法，滋肝以补阴血而敛阳气，使其疏泄正常。就"肝欲散"而言，酸涩收敛乃通过酸敛补肝法以敛肝气，获其条达之性而郁散，此即以"酸泻之"之义，实为逆其性为泻也。

四物汤是养阴血之主方，余取其养阴血之长，用作敛肝理郁之方，临证常以此方化裁。试举 2 例。

病例一

邹××，男，49 岁。

1985 年 10 月 13 日诊。

患肝硬化腹水近 2 年，屡服中西药治疗，效果不佳。诊时面色萎黄，头晕眼花，乏力，腹大如鼓，下肢浮肿，按之凹陷，右胁隐痛喜按，纳少腹胀，食后尤甚，大便溏薄，舌淡苔白，脉弦细。腹部移动性浊音明显。此乃肝郁脾虚使然。然肝以血为体，久病肝血虚则肝体失充，故肝木疏泄无权而致肝郁也。治以敛肝理郁，健脾利水法，拟四物汤合异功散加减。处方：

杭白芍 20g　熟地黄 12g　当归身 10g　枸杞子 10g

淮山药 15g　广陈皮 10g　广地龙 10g　炒白术 12g

白茯苓 15g　薏苡仁 15g　玉米须 60g

连服 12 剂后，腹水尽消，纳食增，胁痛止。仍宗原方出入，续治疗 3 个月，病即康复，谷丙转氨酶降至正常（治疗前为 87 U）。随访 1 年未发，能坚持轻适工作。

按　上方取白芍、熟地黄、当归、枸杞、淮山药相伍，酸甘化阴、益体柔肝而敛肝气，以遂肝之条达之性，故其郁可散。而茯苓、白术、薏苡仁、玉米须健脾利水；更入陈皮、地龙利气通络以调肝理脾，肝脾和则水湿化而胁痛腹胀除。

病例二

黄××，男，65 岁。

1986 年 6 月 12 日诊。

患者右胁胀痛 1 个月，经 B 超检查，诊断为慢性胆囊炎。症见：右胁胀痛，急躁易怒，头痛目眩，面热耳鸣，大便艰涩，舌干红，脉弦细数。昔有高血压病史。此肝之阴亏而阳旺，气用偏亢。气盛致郁，故右胁胀痛，急躁易怒；阳亢于上，故头痛目眩，面热耳鸣；肝肾阴亏，故大便干涩。治宜敛肝理郁，补阴以制阳，四物汤加味。处方：

杭白芍 30g　生地黄 20g　当归身 10g　麦门冬 15g

淮山药 15g　黑芝麻 15g　金石斛 10g　大川芎 5g

紫丹参 10g

连服 7 剂后，面热便难消失，余症大减。知药已对证，效不更方，原方续服 10 剂，诸症皆除。随访半年无复发。

按　《本草正义》云："补血益肝脾真阴，而收摄脾气之散乱，肝气之恣横，则白芍也。"方中重用白芍，以其酸能益肝阴而养肝、敛肝；取白芍、生地黄、当归、麦冬、淮山药、金石斛、黑芝麻相伍，酸甘化阴，滋补肝阴以制阳，自敛肝气以复其条达之性而郁散；佐川芎、丹参调肝以增强养阴血之作用。由于药证合拍，故诸证悉除。

（本文载入《吉林中医药》1988 年第 5 期）

9. 酸甘化阴法在肝病中的临床应用

酸甘化阴，系指用酸味与甘味药物配伍后，主要产生滋补阴血的作用。结合《金匮》云："夫肝之病，补用酸。"尤在泾亦云："肝之病补用酸者，肝不足，则益之以其本味也。"肝"体阴而用阳"，显然，酸甘化阴，具有滋养肝之阴血之功效，实为肝阴亏虚之首选法。然酸涩收敛，并能收敛阳气，此正切合阴亏阳旺之病机，则对肝阴亏耗导致肝阳偏亢之病证，乃属恰到好处。临证只要掌握其要点，灵活运用，自能得心应手。余验之临床，每获良效，试举 2 例如下。

病例一　头痛

黄×，男，54 岁。

1990 年 7 月诊。

患者素有头痛史，现头痛且胀，面热耳鸣，两目干涩，咽干口燥，睡眠不安，口唇颤动，行走飘浮，舌红少苔，脉弦细而数。辨为阴虚阳亢动风所致，治以酸甘化阴，滋阴潜阳，兼以熄风通络。拟方：

杭白芍 20g　淮山药 20g　制首乌 20g　生龙骨 20g

生牡蛎 20g　生地黄 15g　麦门冬 12g　当归身 10g

明天麻 10g（蒸兑）　淡全蝎 5g

上方连服 7 剂，头痛明显减轻，余症亦相继好转，原方续服 20 剂，诸症悉除，再拟六味地黄丸以固善后。半年后随访，一切正常。

按　阳主升发，故肝阳头痛常有胀感，又因木火同气，故兼有夜寐不宁之心病征象。此乃本例从"肝阳"论治之依据。然其阴虚致风阳上亢，故方中以酸涩敛肝之白芍，与生地黄、当归、麦冬、淮山药、首乌等甘润药合用，酸甘化阴，滋阴而敛阳；以龙骨、牡蛎等介类重镇潜阳。收敛、潜降之阳，则肝阳上亢自行消失。另以天麻、全蝎熄风通络。如此配伍，风阳平熄，故头痛乃愈。

病例二　胁痛

邓×，女，60岁。

1992年3月诊。

患者两季肋胀痛2个月余，经治不效。刻诊：两季肋胀痛，易急躁，头眩面热，口苦咽燥，手足心热，目干涩，舌红少津，脉弦细数。证属肝之阴亏阳亢，其阳气亢盛所致肝气之恣横也。治宜酸甘化阴，滋阴以敛阳。拟方：

杭白芍 30g　生地黄 25g　麦门冬 15g　天门冬 15g

淮山药 15g　黑玄参 15g　当归身 10g　川楝子 10g

延胡索 10g

服药5剂后，两季肋胀痛大减，面热消失，药既奏效，毋庸更张，守方续服半个月，诸证若失而愈。5个月后随访未见复发。

按　因酸能养肝、敛肝，故方中取味酸之白芍而重用，并与生地黄、麦冬、天冬、当归、淮山药、玄参相伍，酸甘化阴，滋阴而敛阳，既制阳亢，又敛肝气之恣横即解其郁也。另取川楝子、延胡索两味调肝之妙用，反增其养阴血之功效。药证相符，故桴鼓相应。

（本文载入《新疆临床医学论文选编》1996年5月第1版）

10. 治疗肝硬化腹水 2 例

病例一

廖×，女，33 岁。

1977 年 7 月 23 日诊。

患者腹胀 3 个月，诊断为肝硬化腹水。症见：腹胀满，伴发热、午后甚，两胁胀痛，郁怒尤剧，纳呆口苦，渴喜冷饮，溲黄赤，大便结。体温38.3 ℃，腹壁静脉怒张，腹部伴有明显移动性浊音，下肢呈凹陷性水肿。苔黄腻，脉弦数。证属肝郁化热，横逆克脾，水湿不化，湿热蕴结，酿成水胀蛊毒。治宜疏肝清热，解毒利湿，拟化肝煎加减。处方：

山栀子 10g　牡丹皮 10g　香附子 10g　炒槟榔 10g

杭白芍 12g　广陈皮 6g　福泽泻 15g　绵茵陈 30g

田基黄 30g　半边莲 30g　半枝莲 30g　赤小豆 30g

方中陈皮、香附、槟榔之辛以疏肝，白芍阴柔以和阳，柔肝止痛，助其散郁解热。再配清热解毒利湿药。连进 9 剂后，体温恢复正常，腹水略消，余症大减。后于上方加蝼蛄 3g。又服 20 剂后，腹水尽消，改投逍遥散加减，调理 3 个月，康复出院。

病例二

李×，男，64 岁。

1974 年 12 月 19 日诊。

患者于 1973 年 3 月于某医院诊为肝硬化腹水，屡治乏效，谷丙转氨酶持续增高达 525U/L 单位。诊见：面色萎黄，下肢浮肿，腹部膨隆而脐突、按之陷指，行动艰难，两胁隐痛喜按，眩晕乏力，口苦欲食，食入即胀，大便稀溏。舌淡苔白，脉弦细。此属肝郁脾虚，但因久病，肝血虚少，故其肝郁属血虚气用无权所致。拟《千金》鲤鱼汤加陈皮。处方：

炒白术 12g　当归身 12g　白茯苓 15g　杭白芍 20g

生姜片 10g　广陈皮 5g　鲜鲤鱼一尾（约重 1kg，去鳞肠，加水煮，煮熟取汤，用以煎药），空腹服。

服上方 6 剂后，腹水悉退。乃改用归芍异功散加减，调治 3 个月后，谷丙转氨酶亦降至正常。1 年后追访未见复发。

本方取鲤鱼行水消肿，白茯苓、炒白术健脾行水。且鲤鱼血肉有情，与当归身、抗白芍相伍，酸甘化阴，补养肝血而柔肝体，使肝用条达，故其郁自散。加陈皮，合生姜辛散入阳以和阴，既能理郁，又具利水之功。如此配合，行水而不伤阴，故能取效。

（本文载入《中医杂志》1984 年第 4 期）

附录　本文在国内外反响较大，夏威夷一位美籍华人应用其中经验方治愈了肝硬化腹水，《湖南日报》1987 年 1 月 8 日（第二版）以"一封来自美国的求医信"为标题对此做了专门报道。故特将全文抄录如下：

一封来自美国的求医信

一九八六年十月十一日，从美国发来一封求医信。信中说："范中医，你是我的救命恩人，在此我向你表示衷心的感谢；并请求你能给我治疗顽固老病……"这位范中医是湖南中医学院附二院内科范镇海医师。写这封信的是美籍华人徐瑞卓。徐先生出生于广东省，一直在美国夏威夷经商，现年已六十五岁，患肝硬化已经十余年了。从去年九月初起，病情越来越严重，终至卧床不起。游久思故里，病重盼良医。正在这时，他的一位姓朱的亲戚，在一本《中医杂志》上看到范医师写的《治疗肝硬化腹水二例》一文，如获至宝，当即抄了文中介绍的第一个处方给他。连服二十余剂，部分症状基本消除，能够起床活动了。所以他非常感激范医师，写信要求范医师继续为他邮方治疗。

（本报通讯员）

【注意】上之附录，详见书前影像（E）。

11. 治胆石症通中莫忘收

胆石症隶属中医学"胁痛""黄疸"等病范畴，是发病率较高疾病。究其病因病机，多由肝失条达，胆失疏泄，气滞血瘀，湿热蕴结，熏蒸肝胆，煎熬胆汁，结成沙石，系胆不利所为。根据胆为清净之腑，以通降为顺的原则，再结合胆之通利，全赖胆囊及胆道括约肌一张一缩正常功能来维持这一特点。余通过多年临床实践，自拟通胆消石汤：

金钱草、海金沙、虎杖、金银花、柴胡、白芍、广郁金、丹参、煨三棱、鸡内金、生大黄、牛皮冻、火硝、木灵芝、甘草。方中金钱草、海金沙、虎杖之降利，配银花之轻扬宣散，降中有宣，则降利更畅，以清热解毒化湿，利胆排石；柴胡、白芍、广郁金疏气泄郁，活血利胆；丹参、煨三棱和瘀通络以利胆化石；鸡内金消坚散积以增溶石之力；火硝冲入气锐而峻，破坚碎石以泄胆；生大黄煮熟气纯，缓以通腑利胆，导石而达下。木灵芝味甘平，能修复肝胆，强壮脾胃；牛皮冻，甘、酸、平，其止胆绞痛之效佳，且能健胃消食。二味与芍药甘草汤相伍，酸甘化阴，柔肝缓急、利胆止痛而益脾，则达有收缩胆囊、松弛胆道括约肌之功。盖酸涩收敛，收则能增强胆的收缩功能，反而达其扩通之目的，此即以收助通之意。组方妙在一通一收，通收平调，相得益彰，既可防通利太过，又不损伤脾胃之阴。共奏清热利湿、疏肝利胆、和瘀通络、破坚散结、通腑排石之效。然抓住通收并用（相反相成）之关键，正加强胆囊及胆道括约肌的扩张和收缩的功能，从而增强其蠕动力，有利于胆内沙石排出。故本方用于胆石症，颇合病机。

随症加减：面目及全身黄染者，加田基黄、山栀；胁刺痛有瘀者，加延胡索；泛恶呕吐者，加竹茹、姜半夏；口苦者，加龙胆草、山栀；苔腻者，加藿香、佩兰、六一散；高热者，加黄芩；大便干结者，改生大黄后下。

附　典型病例

刘×，男，38岁。

1991年5月13日诊。

右上腹痛半个月余，在当地服中、西药治疗，病未解反渐加重。诊见：右胁疼痛而胀，拒按，泛恶呕吐，不思饮食，面目及全身均黄染，口苦口臭，小便灼热，色如浓茶。苔黄腻，脉弦滑数。查肝功能：黄疸指数40mg/dL，谷丙转氨酶＜35U/L，余均正常。B超检查示：胆囊及胆总管内见数十枚增强光团，最大者直径约0.8cm，有声影。诊断为胆囊、胆总管结石伴感染。治拟通胆消石汤加味：

金钱草40g　田基黄30g　虎杖片30g　牛皮冻30g

紫丹参15g　木灵芝15g　山栀仁12g　广郁金12g

金银花12g　北柴胡10g　淡竹茹10g　海金沙20g（布包）

广藿香10g　生甘草6g　杭白芍20g　滑石粉20g（布包）

煨三棱10g　生大黄10g　鸡内金10g　火硝2g（冲服）

每日1剂，水煎2次分服。连服8剂后，胁痛大减，目及全身黄染消失，呕吐止，食欲增加，仍守原方略有增减，续服20剂，诸恙悉平。再做B超复查，胆囊、胆总管未见结石。

（本文载入《现代临床医学研究与实践·第四辑》1994年7月第1版）

12. 胃脘烧灼治验

郭××，男，63岁。

1986年12月31日诊。

患者胃脘部烧灼感5个月余，经治无效。刻诊：胃脘部烧灼难忍，脘痞吞酸，嘈杂嗳气，面热口苦，心烦易怒，咽燥口干，渴喜冷饮，小便黄赤，大便干结，舌红苔黄，脉象弦数。此属肝郁化火犯胃，伤及胃阴所致。治宜泻肝理郁，兼养胃阴。拟左金丸加味：

川黄连12g　杭白芍12g　麦门冬12g　生地黄15g

火麻仁15g　吴茱萸2g

连服7剂后，胃脘烧灼大减，余症基本消除。原方续服10剂，遂收全功。

按　本例系胃脘烧灼症，临床但以胃脘烧灼而不伴有疼痛者，较为少见。患者为肝火扰胃而灼伤其阴，其阴乏化燥，故烧灼自生。王旭高对此运用娴熟，他说："如肝火实者，兼泻心，如甘草、黄连，乃'实则泻其子也'。"结合叶天士所说："阳明燥土，得阴自安……胃喜柔润也。"故方取左金丸，重用黄连苦寒泻火，是实则泻子之义，此泻子实为泻肝，少佐吴萸之辛温，开其肝郁，两味合用，则能泻肝开郁以安胃。加白芍、生地、麦冬、火麻仁，酸甘化阴，兼养胃阴，使其柔润，即胃和病愈。

（本文载入《四川中医》1989年第1期）

13. 胃冷验案

邓×，女，61 岁。

1991 年 4 月 20 日诊。

素体虚弱，常恶风，近半年来伴胃脘冷，且每当身觉恶风时，其胃脘部冷感尤著，随即并发寒战，加盖厚被，继而汗出，心下悸，欲用双手指交叉抱胸按心即舒，其证自行缓解如常人。近 1 个月多来病发频繁，每周发作 2～3 次，屡治无效。诊见乏力，纳谷不馨，脉沉细，舌质淡，苔薄白。证属表虚不固，易受风干，中阳里虚，而生寒冷，风、寒相合，阻碍心阳所致。治宜固表御风，理中祛寒，通阳固阴。方拟玉屏风散、理中丸合桂枝甘草汤加味：

北黄芪 30g　炒白术 10g　北防风 10g　炙甘草 10g

川桂枝 10g　西党参 20g　淡干姜 5g　煅龙骨 12g

煅牡蛎 12g

7 剂药尽，没发一次，精神爽快。续进 15 剂，诸症痊愈。随访 1 年，未复发。

按　本例病情颇为复杂，既有卫气不固，又有脾胃虚寒，风寒合并，上遏心阳。对本病每发欲用两手指交叉抱胸按心而自解之特点，结合清·程国彭《医学心悟》所说："发汗过多，义*手自冒心，心下悸，欲得按者，桂枝甘草汤主之。"因此，方中取玉屏风散益气固表而御风；理中丸补气健脾，温中祛寒；桂枝甘草汤，通心阳，益心气；更用煅龙牡敛阴潜阳以平调阴阳为之相助。诸药相伍，实卫气，振中阳，通阳固阴而强心，药证相符，故诸证皆除。

＊《医学心悟》："义手自冒心"中的"义"，考古之"义"通"叉"。

（本文载入《四川中医》1993 年第 5 期）

14. "肺合大肠"临证体会

肺与大肠互为络属，构成表里关系。余以"肺合大肠"的理论，运用于内科临床的某些病证进行辨证论治，每收效满意。兹举 2 例如下。

病例一

刘×，男，41 岁。

1986 年 10 月 14 日诊。

患者咽中异物感 1 年余，且每于便秘时加重，某医院曾诊为慢性咽炎，屡治不效。刻诊：咽部觉有痰阻，咯吐不出，吞咽不下，咽干燥，大便结，脉滑实，舌苔黄。思咽喉为清道，清道之气出于肺，而肺与大肠络属为表里，断为肺与大肠合病，所致清道不利也。拟方：

苦桔梗 10g　牛蒡子 10g　川厚朴 10g　生大黄 10g

法半夏 10g　火麻仁 15g　生地黄 15g　麦门冬 12g

嘱每日 1 剂，服 2 次。5 剂尽，咽部梗阻感基本消失，守方连服 10 剂而收全功。5 个月后随访无复发。

病例二

湛×，男，72 岁。

1986 年 1 月 15 日诊。

便秘 2 个月余，现大便艰涩，如厕努挣难下，胸闷气促，面红微咳，咽燥口干，舌红少苔，脉细数。此肺阴虚而失肃降，致大肠津液不布而为便秘，治宜滋阴肃肺以润肠。拟方：

玉竹参 30g　麦门冬 15g　南沙参 15g　生地黄 15g

瓜蒌仁 15g　苦杏仁 10g　江枳壳 10g　炙枇杷叶 12g

火麻仁 15g

连服 4 剂后，大便通，胸闷气促亦止，精神大振，原方续服 8 剂而病愈。

按 上述 2 例，其病理皆同肺与大肠二经相关，但治法有别。

（1）表里同治：病例一抓住咽中痰阻每于便秘时加重之特点，结合《诸病源候论》"人阴阳之气出于肺，循喉咙而上下也"之理论，取苦桔梗、牛蒡子、厚朴、法半夏宣肺下气化痰，火麻仁、生地黄、麦冬润燥，合大黄缓下，能清热润肠通便，使表里和，清道利，故痰阻自消。

（2）下病取上：病例二便秘虽在下，但治取于上。《素问·至真要大论》云："气反者，病在上，取之下；病在下，取之上；病在中，傍取之。"正如景岳所云："本在此而标在彼也，其病既反，其治亦宜反。"故不治大肠而治肺。方中以玉竹参、麦门冬、生地黄、南沙参、火麻仁滋阴润肺，苦杏仁、江枳壳、瓜蒌仁、炙枇杷叶宽胸肃肺，共奏津液布润大肠之功，则便秘乃除。

（本文载入《四川中医》1987 年第 10 期）

15. "开鬼门" 法治湿举隅

"开鬼门" 语出《素问·汤液醪醴论》，系水肿治法之一。考古之 "鬼" 通 "魄"，又 "肺主魄"，所以 "开鬼门" 的实质应是宣畅肺气。然水肿系湿邪为患，故余在临床上常运用 "开鬼门" 法治疗以湿邪为患的多种病证，每获捷效，兹举数例于下。

病例一

肖×，女，23 岁。

1977 年 3 月 21 日诊。

患者因发热伴下肢红斑 3d，门诊以 "丹毒" 收入院。刻诊：恶寒发热，骨节烦疼，手足沉重，渴不欲饮，小便黄热，双下肢胫骨下段均见有掌大一片嫩红肿胀，色如丹脂染涂，灼热疼痛。苔黄腻，脉濡数，体温 38.9 ℃，双侧腹股沟均触及一蚕豆大小淋巴结，有压痛。血、尿、便常规正常，血沉 70mm/h。证属 "流火"。此为湿郁卫表，火热结毒，发于下肢。治宜宣湿达表，清热解毒，投宣痹汤加减：

苦杏仁 10g　苏薄荷 10g　山栀子 10g　牡丹皮 10g

野菊花 10g　木防己 12g　海桐皮 12g　赤小豆 25g

金银花 12g　青连翘 12g　蒲公英 15g　薏苡仁 20g

晚蚕沙 12g（布包）

服药 3 剂，寒热平，红肿显退，灼痛大减。原方续服 5 剂后，红肿全消，双侧腹股沟之肿大淋巴结消失，复查血沉 6mm/h，病愈出院。随访半年，未见复发。

病例二

李×，女，10岁。

1978年7月17日诊。

患儿因不规则高热，住院治疗半个月不效，最后确诊为变应性亚败血症。因其亲属拒绝用激素治疗，即转诊中医。刻诊：高热（39.6℃），其发热以午后或夜间尤甚。汗出热减，身重肢酸，脘痞胸闷，呕恶纳呆，渴不多饮，小便短黄，大便不爽，舌苔黄腻，脉濡数。颈、腋窝、腹股沟等处触及有肿大淋巴结。肝肋下1cm，脾可扪及。白细胞$12.5×10^9$/L，中性粒细胞0.8（80%），淋巴细胞0.2（20%）。血沉92mm/h。证属"湿温"。此乃湿热交结，郁阻三焦所致，治宜清利三焦湿热，拟甘露消毒丹加减：

苦杏仁6g　川木通6g　川厚朴4g　白蔻仁2g

川贝母5g　建菖蒲5g　淡黄芩10g　云茯苓10g

白扁豆10g　绵茵陈12g　干芦根12g　青连翘12g

滑石粉10g（布包）

1剂壮热减，2剂知饥索食，再2剂热退身和。但觉头晕乏力，入夜少寐，心烦口苦，小便仍黄，舌苔薄黄、脉细。病后气阴两伤，余邪未尽，治宜益气养阴，清化余邪法。拟上方去白蔻仁、建菖蒲、川木通、青连翘，加白糖参3g，麦冬10g，知母5g，淡竹叶3g。服3剂后，诸症悉除而愈。3年后随访，未见复发。

病例三

邹×，男，21岁。

1985年10月26日诊。

患者右小腿生红斑2个月余，诊断为结节性红斑，经用抗炎、理疗等法不效。刻诊：右小腿胫骨中下段布有豆粒状大小红肿硬结数枚，自觉灼痛而胀，口苦口干，小便色黄，苔黄腻，脉滑数。此属湿热下注，痹结酿毒之候，治宜祛湿通痹，清热解毒，用二妙散合鸡鸣散加减：

茅苍术10g　川黄柏10g　牡丹皮10g　紫苏叶10g

苦桔梗 10g　宣木瓜 12g　槟榔片 12g　广陈皮 6g

当归尾 15g　忍冬藤 15g　半边莲 15g　赤小豆 30g

连进 7 剂，结节基本消失，守方继进 10 剂，遂获痊愈。随访 1 年无反复。

上述 3 例，分别为丹毒、湿温、痹证，病机有别，证候迥异，然其病因皆为湿热之邪。仅治湿而言：病例一用苦杏仁、苏薄荷宣肺以畅卫气，配伍薏苡仁、木防己、晚蚕沙、海桐皮等除湿之品，则能宣湿达表。病例二用苦杏仁、川厚朴宣肺开上，白蔻仁、建菖蒲芳香宣中，滑石粉、川木通利湿于下，则三焦之湿自化。病例三用宣木瓜、槟榔片、广陈皮、茅苍术下行导湿达病所，更用紫苏叶、苦桔梗辛宣开上，宣畅三焦气机以助其理湿，故湿自除。显然，3 例中皆选用宣畅肺气的药物，亦即是均运用了"开鬼门"法。由此可见，治湿运用"开鬼门"法者，取其宣畅肺气以气化湿邪也。这正是临床治湿常需理肺的道理所在。

（本文载入《辽宁中医杂志》1989 年第 10 期）

16. 肺胀虚证别论

肺胀是多种慢性肺系疾患反复发作迁延不愈，导致肺气胀满，不能敛降的一种病证。临床以喘咳上气，胸闷胀满，心慌等为主证，它可属于喘证的范畴。中医认为，肺为气之主，肾为气之根，故肺胀虚证自责之肺肾，治亦当从肺肾。余宗此法，有见效者，有不见效者，何也？盖肺气以降为顺，肾气以固为藏，肝气以疏为用，脾气以化为荣，心气以运为昌。肺气虚，气不顺降，肺胀气逆；肾气虚，气不摄纳，上奔于肺；肝气郁，则疏泄无常，其升发无度，上刑于肺；脾气虚，水谷精微无所化，变生痰浊上扰于肺；心气虚，无力运血，血少不能濡养肺络，致使肺气宣降失常，此乃横干于肺也。从而可知，肺胀虚证的病理虽以肺肾为主，但也势必累及脾心肝，所谓一脏虚者少，数脏俱虚者多，此乃治从肺肾，未得见其效之故也。对此类病证，当从五脏论治。根据中医"咳不离肺，痰生于脾，喘出于肾"的理论，余通过多年临床实践，拟定截胀宁：

红参、蛤蚧、黄芪、炙甘草、茯苓、核桃肉、五味子、法半夏、陈皮、香附、旋覆花、杏仁、丹参、瓜蒌、远志、椒目。本方以核桃肉、五味子、蛤蚧滋肾纳气；参芪补肺；红参、黄芪、茯苓、炙甘草、法半夏、陈皮、远志，益心气而健脾祛痰；杏仁、五味子，一宣一敛，平调肺气；香附、陈皮、旋覆花，升降互用，疏达肝气，流利气机，以助肺之宣降；佐丹参、瓜蒌，养血宽胸而利肺气；更配有椒目，妙在以劫喘（古代名医朱丹溪有对椒目劫"诸喘不止"的论述），合而具有滋肾纳气补肺、益气强心、调血脉养肺络、宽胸化痰、健脾疏肝平喘之功，与五脏互累所致肺胀虚证，颇为相合。

随症加减：偏于热象者，红参易西洋参，加桑白皮泻肺平喘；偏于寒象者，加炙麻黄、干姜，宣肺散寒平喘；肾不纳气较重者：阳虚选加肉桂、附片之类，阴虚选加山茱萸、熟地黄、淮山药等。总之，在此方的基础上辨证加用相应药物兼而治之，以提高疗效。值得注意的是，方中椒目虽有劫喘力专效宏之作用，但其性苦寒，宜中病即止，免犯"虚虚"之戒。

附　典型病例

杨×，男，59 岁。

1987 年 10 月 7 日诊。

患喘息 20 年，加重 3 年，急性发作半个月余，经西药治疗罔效，即转诊中医。刻诊：呼吸喘促难续，气怯声低，动则喘甚，气憋窒塞，胸闷胀满，形寒肢冷，腰痛乏力，心悸纳呆，咳嗽，痰白如沫，面青唇紫，舌淡苔白，脉沉弱。病为肺胀虚证，此乃肺肾脾心肝之气机升降出纳皆失其常度也。方拟截胀宁加味：

红参 10g（蒸兑）　　炙甘草 10g　　法半夏 10g　　香附子 10g

肉桂末 2g（冲服）　　苦杏仁 10g　　紫丹参 10g　　全瓜蒌 10g

蛤蚧末 6g（冲服）　　生黄芪 30g　　核桃肉 20g　　朱茯苓 15g

椒目末 6g（冲服）　　肉苁蓉 12g　　川杜仲 12g　　广陈皮 6g

旋覆花 10g（布包）　　五味子 6g　　炙远志 6g

每日 1 剂，水煎 2 次分服。服药 5 剂，气息和平，胸满止，夜可平卧入睡，饮食增加，仍守原方出入，而用药侧重健脾祛痰，补肺纳肾，以期巩固，连续服药五旬，自感良好，而停药，随访患者经年未发。

（本文载入《现代临床医学研究与实践·第三辑》1993 年 11 月第 1 版）

17. "子午流注"应用于内科验案3则

"子午流注"是我国"时间医学"的重要组成部分，其十二时辰配属十二经脉，构成脏腑与时辰的配属关系。它是将机体的气血循行，专以时辰为主的十二经流注法，就是说气血注入十二经脉各有值时。在临床上，余曾遇到3例发病定时而有规律的内科疾病，皆以"子午流注"指导临床辨治用药，每获捷效，现报道如下。

病例一 **子夜寒冷案**

李×，男，43岁。

1985年4月1日诊。

患者每于夜间23时至1时出现寒冷已7日，于某院服西药治疗罔效，即转诊中医。刻诊：现仍定时发作寒冷，每发伴有胸膈痞满，心烦懊侬，头眩口腻，但2h许，其症自行缓解，舌苔白腻，脉弦滑。诊为子夜寒冷证。证属邪伏膜原，治宜开达膜原，辟秽化浊以祛邪。拟柴胡达原饮加减：

北柴胡10g　槟榔片10g　淡黄芩10g　川厚朴6g

江枳壳6g　苦桔梗6g　草果仁4g　藿香梗5g

生甘草3g

3剂。每日1剂，水煎2次，取汁混合，于子时前1次温服。3剂尽而病愈。随访3个月未见复发。

按　子夜寒冷证，临床较为少见。吴又可指出："疫者感天地之疠气……邪自口鼻而入，则其所客，内不在脏腑，外不在经络，舍于伏膂之内，去表不远，附近于胃，乃表里之分界，是为半表半里，即《内经》所谓'横连膜原'者也。"可见膜原实属半表半里，位居少阳。而本例因邪伏膜原，居少阳之位，子时正值阴尽阳升，为少阳主气，其邪气正旺于此时，邪旺而阳不足以抗争，故寒。子过即丑，气血丑时注入肝经，乃少阳主气方衰（亦即丑时非少阳所主），其邪气自退，故于丑时，其寒冷证自行缓解。遂以柴胡达原饮加减，直祛膜原之邪，则少阳主气正常而病瘥。

病例二　酉时胃脘痛案

彭×，男，49岁。

1987年12月8日诊。

患者胃脘痛5个月余，然其每日固定在17～19时即发胃脘痛，痛则喜按，胃脘部有冷感，伴见少气懒言，头晕疲乏，小便反多等症。经多方医治无效，精神上很苦恼。舌质淡苔薄白，脉沉细。细辨之，子午流注认为十二正经（及所配属脏腑）各有值时，正常时在值时的经脉上表现着"气血生旺"的特殊功能。17～19点属酉时，为肾之值时经脉所主，结合其时胃脘痛所表现的脾虚之象，断为肾阳虚，此肾病及脾也，为其时肾虚失主所致。治用金匮肾气汤：

熟地黄15g　淮山药15g　山萸肉10g　福泽泻10g

云茯苓10g　牡丹皮10g　肉桂末1g（冲服）　制附片7g

5剂。每日1剂，水煎2次，取汁混合，于酉时前1次温服。5d后，胃脘痛大减，精神转佳，小便正常，药后即效，守原方续服10剂，诸证皆除。随访半年，未再发作。

按　根据子午流注，酉时属气血注入肾经，为肾气方盛之时。然本例因肾阳虚，其时阳主无权，肾不暖脾，致脾虚气弱，故每于此时发作胃脘痛而有冷感，痛则喜按，少气懒言，头晕疲乏；肾虚不能摄水，则小便反多，方用金匮肾气汤温补肾阳而暖脾土，脾气康复，病则自瘥（注：本例胃脘痛至戌时即止，何也？酉过即戌，戌时非肾经所主，此时脾不再受肾支配，无其干扰，故胃脘痛自止）。

病例三　丑时阵咳案

彭×，男，45岁。

1988年10月20日诊。

诉干咳2个月，每晨1～3时即发阵咳，经治效果不佳而就医。刻诊：每发咳引胸肋痛，伴面红口苦，急躁烦闷，口渴咽干，持续2h许，其咳则止，白天如常人，大便干，小便黄。舌质红苔黄少津，脉弦略数。早晨1～3时属丑时，为肝之值时经脉所主，再结合其时所表现的证候分析，辨为肝气有余，木火刑金所致。治宜清肝泻肺，润燥止咳，方用化肝煎加减：

炒栀子10g　淡黄芩10g　浙贝母10g　赤芍药12g

桑白皮12g　瓜蒌仁12g　南沙参12g　炙枇杷叶12g

麦门冬12g　生甘草6g　青黛粉3g（冲服）

4剂。每日1剂，水煎2次，取汁混合，于丑时前1次温服。进4剂后，咳大减，余症亦见好转，效不更方，原方续进6剂而愈。

按　根据子午流注学说，肝之值时经脉属丑时，此即木气方盛之时。而本例咳嗽，临床表现一派实象，其咳嗽仅限于此时即发者，实乃木气有余，旺于此时，所致木火刑金也。故方中取炒栀子、赤芍药、淡黄芩、青黛粉清泻肝火，则达制木安金之效；又淡黄芩合桑白皮、炙枇杷叶，清泻肺热而肃肺气；生甘草、瓜蒌仁、浙贝母、南沙参、麦门冬清热生津止咳。如此配伍，使木火得平，肺气得降，咳则自止（注：本例咳嗽至寅时自止，何也？丑过即寅，气血寅时注入肺经，此为肺气方盛而肝气方衰之时，其木气有余亦随之自退，故其咳嗽丑时发作，寅时即止）。

以上3例，均运用"子午流注"予以辨证论治，如此既能延伸和加深对疾病的认识，又能给临床辨证带来新的启发，更能指导临床治疗，减少用药的盲目性，特别是选择最佳用药时间进行治疗，从而获得最佳疗效。

（本文载入《辽宁中医杂志》1990年第12期）

附：本文于1993年经专家评审组评定，荣获《辽宁中医杂志》"优秀论文一等奖"。

18. 依时辰辨治内科杂病 3 法

提要 "子午流注"中的十二时辰配属十二经脉，构成了脏腑与时辰的配属关系，气血注入十二经脉各有值时。脏腑经络发生病变时，常在其气血流注的时辰中出现相应的病理症状，对某些发病有明显时间节律的内科杂病，服药时间皆选择在其时辰将至前服之，即迎时而治，取得较好疗效。

关键词 十二经脉/病理生理学；时间因素；内科杂病/中医药疗法；迎时而治/方法。

"子午流注"中的十二时辰配属十二经脉，而经脉与脏腑又是不可分割的，从而也就构成了脏腑与时辰的配属关系。机体的气血循行，每日自寅时起于手太阴肺经，至丑时终于足厥阴肝经，如环无端，循环不止。正常情况下，气血迎时而至为盛，过时而去为衰。由此可见，气血注入十二正经（及所配属脏腑）各有值时，在值时的经脉上表现出"气血生旺"的特殊功能。相反，在脏腑经络有病变时，则常在其气血流注的时辰中出现相应的病理症状。因此，余对一些发病定时且有明显时间节律的内科杂病，常依时辰辨证论治。辨证主要是抓住在主时经所表现的证候，来辨其主时经之气不足或有余，或邪伏其主时经。从中摸索出一条经验：根据某时辰发病这一规律，服药时间皆选择在其时辰将至前服之，这是采用迎时而治的一种大法。其包括有三，现分述并运用举例如下。

（1）主时经之气虚者，迎而补之。

巳时情绪低沉案。

赵×，男，52 岁。

1991 年 9 月 5 日诊。

患者素体虚弱，诉近 3 个月来每日固定在上午 9～11 时即发情绪低沉，胸中满闷，抑郁不乐，伴见头晕疲乏，少气懒言，食纳乏味，脘腹隐胀不适等症。经中西药辗转治疗，未见好转，遂来本院诊治。查体：舌质淡苔薄白，脉细弦。思上午9～11点属巳时，当脾之值时经脉所主，此即脾之"气血生旺"之时，然结合其时情绪低沉所表现的乃脾虚之象，则其时脾虚失主，诊断为脾土虚弱而肝木无以植所致。治宜培土以荣木，自拟益气升脾汤：

炙黄芪30g　西党参30g　云茯苓15g　淮山药15g

莲子肉15g　炒白术10g　川厚朴10g　炙甘草10g

鸡内金10g　广陈皮6g　炙升麻6g　大川芎6g

5剂。每日1剂，水煎2次，取汁混合，于巳时前1次温服，进5剂后，精神渐振，情绪低沉明显好转，余症亦减轻。原方续进10剂，诸症悉除。继用补中益气汤以善其后，随访半年未复发。

按　巳时属气血注入脾经，为脾气方盛之时。但本例因脾气虚弱，其时气主无权，脾之清阳不升，势必影响肝之升发，故每于此时即发情绪低沉，胸中满闷，抑郁不乐；而头晕疲乏，少气懒言，食纳乏味，脘腹隐胀不适，实属脾虚不升之象。故用益气升脾汤使脾土气化敦厚则肝气亦旺，其病则痊。《金匮》云："见肝之病，当先实脾。"此亦实脾即所以理肝之一要旨也。

（2）主时经之气有余者，迎而泻之。

丑时胃脘痛案。

廖×，男，50岁。

1992年7月8日诊。

诉胃脘痛半年余，但每于早晨1～3时即发胃脘痛，虽迭经治疗，效果不满意。刻诊：每发胃痛，痛引两胁，腹胀嗳气，伴头眩欲呕，心烦易怒，口苦口干，持续2h许，其痛则止，白天遂如常人，小便黄而短。舌质红，苔黄，脉弦数。早晨1～3时属丑时，为肝之值时经脉所主，再结合其时所表现的证候分析，辨为肝气有余，化火横逆犯胃之胃痛。治用酸敛苦泄：酸敛指用酸味药收敛肝气之横逆而遂其条达之性，此乃酸泻肝木而安胃；苦泄指用苦寒药清泄肝火而和胃。所谓酸敛苦泄，实为泻肝即以平胃之法也。故自拟白芍乌梅黄连栀子汤加味：

杭白芍 20g　乌梅肉 12g　代赭石 12g　延胡索 12g

川黄连 10g　山栀子 10g　佛手片 10g　淡竹茹 10g

川木通 10g　川楝子 10g　广陈皮 6g　生甘草 6g

4 剂。每日 1 剂，水煎 2 次，取汁混合，于丑时前 1 次温服。4 剂尽而胃痛止，药已应症，仍用前方加减 5 剂，诸症消失。随访 4 个月，未再发作。

按　肝之值时经脉属丑时，此即木气方盛之时。然而本例患者每于其时即发胃脘痛，而临床表现又是一派实象者，实乃木气有余，旺于此时，所致化火横逆犯胃也。《本草正义》云："……收摄……肝气之恣横，则白芍也。"盖白芍酸涩收敛，就"肝欲散"而言，此乃逆其性而为泻也。再根据苦能泄阳之特点，所以采用酸敛苦泄之法，拟白芍乌梅黄连栀子汤加味，以酸泻肝木，苦泄清肝，共泻其肝气有余，则胃自安，故病乃愈。

(3) 邪伏其主时经，迎而祛之。

寅时咳嗽背冷案。

肖×，男，46 岁。

1991 年 3 月 15 日诊。

诉近 4 个月来，每晨 3～5 时出现咳嗽背冷，咯痰清稀，色白呈黏沫状，胸闷气短，但 2h 许，其症自行缓解，曾经中、西药多次治疗未效。察其舌质淡红，苔白腻，切其脉沉而迟。患者身体肥胖，平素喜食甘腻生冷食品。虑甘能助湿生痰，冷而生寒。然肺属太阴，起于中焦脾胃，寒痰乃循肺脉上贮于肺。结合其病按时而作，早晨 3～5 时即寅时，为肺之值时经脉所主，辨其时所发之证候，断为寒痰留伏于肺无疑。治宜温肺散寒，化痰止咳。且嘱：忌食甘腻生冷食品。方拟姜辛苓桂五味二陈汤加味：

淡干姜 6g　广陈皮 6g　五味子 6g　云茯苓 15g

法半夏 10g　紫菀片 10g　款冬花 10g　苦杏仁 10g

川桂枝 5g　北细辛 3g　粉甘草 3g

4 剂。每日 1 剂，水煎 2 次，取汁混合，于寅时前 1 次温服。4d 后，背冷消失，咳吐痰沫大减，药已生效，守上方续服 4 剂而愈。

按　本例因寒痰留伏于肺，邪居阳位，而肺俞位于背，连及肺系，属背俞穴。寒为阴邪，痰（由湿所生）亦阴邪，寅时为肺经主气，其邪气正旺于此时，邪旺逼肺而遏阻阳气，其阳气不能注入肺俞通于背，故发咳嗽背冷。寅过即卯，气血卯时注入大肠经，乃肺经主气方衰（亦即卯时非肺经所主），其邪气自退，故于卯时，其咳嗽背冷证自行缓解。遂以温肺散寒、化痰止咳之剂直祛其邪，则肺经主气正常而病愈。

综上3例，病发定时很有周期规律，此与现代时间生物医学（又称现代生物钟医学）的观点颇相一致。但早在两千多年以前，"子午流注"就作为《内经》时间生物医学理论的重要组成部分出现，其恰与现代国外时行的时间生物医学理论相吻合。因此，余均利用"子午流注"学说，依时辰予以辨证施治。且皆采用迎时而治之法，然各具有其代表性，亦即所谓"依时辰辨治内科杂病三法"。

（本文载于《湖南中医学院学报》1995年第15卷第2期；后来"第五届全球华人医药学大会"有意录用本文，而被入载《大中华·世界名医》2003年第2期。）

附录：本论文之学术价值由下则知，《湖南日报》1996年5月3日（第三版）以"范镇海获传统医药国际成果奖"为标题对其做了专门报道。故特将全文抄录如下。

范镇海获传统医药国际成果奖

不久前，第三届世界传统医学大会暨世界传统医学优秀成果大奖赛中国交流会在北京召开，湖南中医附二院内科范镇海副主任医师应邀参加了大会，其论文《依时辰辨治内科杂病三法》荣获"世界传统医药突出贡献国际成果奖"。为我省在国际传统医学领域中争得了荣誉。

（陈清浓）

【注意】上之附录，详见书前影像（F、G、H、I、J）。

19. 运用右主气虚、左主血虚辨治疑难怪病

根据"天人相应"的道理，肝木应春居东位，旺于东方而主生发；肺金应秋居西位，旺于西方而主收降。结合《内科杂病综古》云："肝藏血而左升，肺藏气而右降。气分偏虚，则病在于右；血分偏虚，则病在于左。"《医学传心录》云："头居一身之上，当风寒之冲，一有间隙，则风邪乘虚而入。如血虚而风邪乘之，则左边痛。如气虚而风邪乘之，则右边痛。"《医宗金鉴·杂病心法要诀白话解》云："《内经》说：'卫虚则不用，营虚则不仁。'……人的右半肢属气，左半肢属血，如果不用或不仁发生在右半肢的，可加重黄芪的用量以补气；如果发生在左半肢的则加当归以补血。"则知人之一身，右主气，左主血；就偏侧病变虚证而言，所谓右主气虚、左主血虚是也。其与诊脉"独取寸口"，寸口分为寸关尺三部，而后世对两手六脉，尤其是疑难病虚证，多按左候心肝肾，右候肺脾命门，以诊各脏病证，恰相吻合；亦与《脉法赞》说："肝心出左，脾肺出右，肾与命门，俱出尺部"相符。据此，余以右主气虚、左主血虚之说，对某些偏侧病患的疑难怪病虚证，进行辨证论治，收效满意，兹举 2 例如下。

病例一　夜睡脾涎外泄证

张××，男，23 岁。

1995 年 5 月 4 日诊。

患者 3 个月前因右侧顽固性牙痛，经某医院牙科行拔牙术后，即出现夜睡时口渗涎液，或涎流腮边，被该院诊断为"挫伤性唾液腺分泌增多症"。后经各种治疗未能见效。刻诊：夜睡口中渗涎，涎液流布腮边，醒则满口，每须吐出 2～3 口方舒，白天正常，口无干苦，纳食尚可，但易

疲劳，二便调，舌质淡红，苔薄白，脉右关偏滑。辨证为脾气虚，阳失固摄。治宜补脾益气，温阳固摄，方拟黄芪异功散合苓桂术甘汤加味：

生黄芪 20g　西党参 15g　淮山药 15g　炒白术 10g

云茯苓 12g　广陈皮 6g　川桂枝 5g　炙甘草 6g

服药 7 剂，病愈过半，药中病机，守方续服 5 剂而瘥。

按　本例患者因右侧相对应的一上下齿行拔除术后即发此病。从经络循行的部位看，足阳明经"下循鼻外，入上齿中"，手阳明经"上颈，贯颊，入下齿中"，术后两阳受损无疑。《素问·血气形志篇》说："夫人之常数……阳明常多气多血……太阴常多气少血，此天之常数。"阳明胃与太阴脾相表里，阳明本多气多血，但行拔牙术时，动伤阳明损其气，阳明胃气少，太阴脾气相随亦减少。《内经》曰："五脏化液……脾为涎"。中医认为，动为阳，静为阴。然人静卧入睡，阳归于阴而静养，脾主涎，涎乃阴液也，阴加于阴，此时阴旺，阳静而不升，又加脾之气少，则脾之阳气固摄失守，故涎自渗出而留口中。人动阳气升，为气所主，此时虽脾气少，但脾之气化功能仍正常，则脾涎能得以固摄。因此，不入睡自无涎渗出。临证独右关脉偏滑，易疲劳，乃脾虚之明征也。其病变亦在右侧，根据右主气虚之说，病属脾气虚弱，阳失固摄使然。治拟黄芪异功散加山药补脾益气，苓桂术甘汤温阳固摄遂收全功。

病例二　左半边脸肿证

梁×，女，31 岁。

1996 年 4 月 4 日诊。

患左半边脸肿 1 年余，曾于某医院做各种理化检查均未见异常，并诊为"原因不明之左半脸肿"，经多方治疗罔效。刻诊：每于睡后晨起则左半边脸肿，到下午则自行消退，大便结，舌质淡红，苔薄白，左脉偏细。证属血虚失养，脉络不和所致，治宜补血和血，养血活络，拟四物汤加味：

熟地黄 15g　杭白芍 12g　当归身 10g　大川芎 6g

制首乌 30g　枸杞子 20g　生黄芪 12g　紫丹参 12g

光桃仁 5g　苦杏仁 10g　广地龙 10g

服药 10 剂，患者喜告：晨起左半脸肿大减，大便正常。遂守方连服 20 剂，而病告愈。

按 本例系左半边脸肿，临证唯左脉偏细，大便结。左脉细，是血不足之象，其病变又在左侧，根据左主血虚之说，乃知血虚为病也。血属阴，夜晚亦为阴，人卧血归阴分以静养，因血虚不足，脉络失养而不和，故每于睡后晨起而出现左半脸肿。白天应事，主动，动则阳气升，气行即以和血，则血行正常而脉络通，此即阳升阴应之意，故活动后，到下午则左半脸肿自行消退。大便结，为血虚不能润肠之征。方中取四物汤补血；制首乌、枸杞子填精益血，而用少量生黄芪一味，寓补气于补血药中，是取阴以配阳，旨在以阳和阴，亦取以益气和血之意；紫丹参、光桃仁活血养血，苦杏仁宣达皮毛，开顺脉络；广地龙入血络，取叶天士"久则邪正混处其间，草木不能见效，当以蚁虫疏通逐邪"之意；其中大川芎又引药直达病所，全方共奏补血和血，养血活络之功，故效果判然。

上述 2 例，其病变皆在偏侧，仅有左右之别，然两者运用右主气虚、左主血虚之说，予以辨证施治，乃获良效。由是可知，右主气虚、左主血虚之说，对病在偏侧经治无效的疑难怪病虚证，确有其指导意义，临证不可不悉，若临证运用深中肯綮，每每能获得最佳疗效。

（本文载入《中华华佗医药杂志》1998 年 2 月第 2 卷第 1 期）

附：本文在全国第一届（1997）华佗杯论文大赛中荣获二等奖，其详情参看书前影像（K、L）便知。

20. 头右顶骨骨瘤

程××，男，31岁。患者于1965年10月右侧头顶部被石块砸伤，当时人事不省，受伤处血肿约为4cm×4.5cm大小。经某医院治愈后，1967年5月发现原受伤处头部可扪及绿豆大小之结节，不红不痛。1970年8月开始，结节逐渐增大，凸出头皮，有轻度压痛，时觉头部轻微隐痛。延至1971年春，上症加剧，头痛如裂，似如钻刺，头摇不定，终日坐卧不安，呻吟不止，进食或嘴嚼时上症更为加重，兼见神疲乏力，气短纳呆。前往湖南医学院某附属医院进行头部X线摄片检查：诊为"右顶骨骨瘤"。给服镇静、止痛类西药治疗不效，建议手术治疗。因患者畏惧手术，转中医诊治，于1971年11月19日遂来本院门诊。体查：血压正常，神清合作，双侧瞳孔等大，对光反射灵敏，眼球无震颤，口角无歪斜，浅表淋巴结不肿大。右侧头顶部可触及1.5cm² 大小之圆形肿块，表面光滑，推之不移，压迫局部明显疼痛，头痛更加剧烈。颈软，心、肺、腹部正常。血、尿常规及眼底、脑超声波检查，均无特殊发现。神经系统检查未发现病理征。脉沉细，舌质淡，苔白腻，舌边见瘀斑。证属气虚血瘀，痰郁清宫。治宜补气行血，破血攻瘀，祛痰辟浊。方用：

高丽参10g　北黄芪25g　炒白术10g　当归尾10g

大川芎5g　土鳖虫5g　刺猬皮10g　广地龙10g

川厚朴10g　法半夏10g　云茯苓12g　炙甘草5g

田三七3g（冲服）

1971年12月12日复诊：连服上方20剂，头痛明显减轻，头摇不定已止，能静卧入睡，但触压骨瘤，头痛依然。脉舌同前，续原方加鳖甲20g、浙贝母、三棱各10g、水蛭5g，以增软坚化积之力。

1972 年 4 月 10 日三诊：服药 35 剂后，诸症尽平，改投补中益气汤 15 剂，以图善后，停药观察 8 年，上症未复发，头顶骨 X 线摄片复查，与原来之照片比较，报告仍同前。

按 头居高位，系在上之清窍。头为诸阳之会，赖清阳以煦，气血所充，五脏六腑之气皆上注于头。气血怫郁，扰动清阳，或邪犯清宫而致清阳不展，皆令人头痛。而细辨本例，虽起自外伤，但属气虚为主。气虚则气不行血，血滞成瘀，气虚则脾之生化无权，运化失职，湿阻酿痰，痰浊凝滞。瘀血、痰浊交结，积而渐成症块。清阳被阻遏，经遂不通，不通则痛，故前症该见。"无气则血无以运，无血则气无以载。"此前人之经验不可不悉。补气方能行血，血行则瘀亦散。故方中重取参芪术草等以补气，辅以余味攻瘀软坚，祛痰化积，诸药相参，令气足则血行亦畅；气化顺，清者升，浊者降，痰浊化，则经遂通，症亦愈。追访 8 年，X 线摄片复查，证实病灶已被控制，尤其头痛从未复作，且一直能正常工作，此例亦更足以说明辨证用药之重要。

（本文载入《湖南医药杂志》1979 年第 6 期）

21. 从风痰瘀论治偏侧颅内肿瘤

颅内肿瘤，以多发于偏侧较常见。而偏侧颅内肿瘤，属中国医学"偏头痛（亦称偏头风）"范畴。究其病因，当属内伤头痛。头颅，居高位，脏腑清阳之气和精华之血都上会于此，简言之，即是五脏六腑之精皆上注于脑。然"高巅之上，唯风可到"。足厥阴肝经上行目系，出于前额，与督脉会合于巅顶。根据《素问·阴阳应象大论》："风气通于肝"，这说明肝脏为病对应于五邪中之风邪，其脏多风。《冷庐医话·头痛》："头痛……属少阳者，上至两角，痛头角，以……少阳经行身之侧。"又《医学见能》："头痛在侧少阳风"。综上所论，风之为病，多与肝胆最关紧要，而肝胆互为表里，其经脉循行部位亦是偏头风发病部位。风为阳邪易伤阴液，风之煽则能酿痰（痰由湿聚酿敛而成）。正如朱震亨所说："凡人上、中、下有块者，多是痰。"脑受精注之外，受肝胆风之煽，而易生痰，痰自停留于偏侧脑络；又其他部位之痰，随肝胆之风动循经上窜，亦留滞于偏侧脑络。两者势必导致血瘀凝结，久而积滞成块，即所谓偏颅内肿瘤也。由是观之，偏侧颅内肿瘤与风、痰、瘀在生理、病理上关系极为密切，所以治疗当从风、痰、瘀论治。据此道理，余通过多年临床实践，对治偏侧颅内肿瘤，拟定柴芩二甲汤：

柴胡、黄芩、炙鳖甲、炮山甲、法半夏、炙甘草、浙贝母、地龙、蜣螂虫、白芍、竹茹、生牡蛎、玉竹参、岗梅根、白蒺藜、夏枯草。方中柴胡、黄芩并用，以其和解少阳，即所以泄少阳风也，且柴胡又能引药直达病所；法半夏、竹茹、浙贝母，化痰散结，降浊而安胃；法夏与黄芩，辛开苦降，燥湿健脾；岗梅根、白蒺藜、生牡蛎、夏枯草，平肝止痛；炙鳖甲、炮山甲、地龙、蜣螂虫，皆虫类药物，为血肉之质，而又具有动跃攻冲之性，体阴用阳，能深入隧络，攻剔瘤结之瘀痰，旋转阳动之气；生牡蛎、夏枯草以添软坚散结之力；芍药甘草汤配玉竹参，酸甘化阴，缓急止痛，护脾杜痰而保阴血。诸药相伍，升中有降、散中有收、通补平调、相辅相成，共奏平肝泄胆、止偏头风、攻涤痰瘀、破结消症之功。组方之意实为风、痰、瘀之病机而设，故本方对偏侧颅内肿瘤颇为适宜。

随症加减：若神志欠清者，加石菖蒲、郁金；目赤口苦尿黄者，加龙胆草、栀仁；刺痛甚者，加延胡索、三七；伴痰声辘辘者，加制南星、竹沥；伴眩晕视物不清者，加天麻、钩藤、菊花、谷精草、枸杞等。余遵循偏侧颅内肿瘤从风、痰、瘀论治的这一法则，以上方加减治疗，常取得意想不到的效果。

附 典型病例

李××，男，37岁。

1990年3月15日诊。

患偏头痛十余年，近2年加重，1990年3月12日去湖南医科大学某附属医院，做头部CT检查，诊断为"额部大脑半状中线偏左小占位性病变"。给服镇静、止痛类西药治疗不效，建议手术治疗。因患者畏惧手术，即转诊中医。诊见：左额头角痛如钻刺，呻吟不止，辗转不安，夜不能寐，左眼发胀，心烦欲呕，口苦咽干，舌边见瘀斑，苔黄薄腻，脉弦滑。查体：血压130/85mmHg，神清合作，双侧瞳孔等大对光反射灵敏，眼球无震颤，口角无歪斜，浅表淋巴结不肿大。颈软，心、肺、腹部正常，血、尿常规及眼底检查，均无特殊发现。神经系统检查未发现病理征。综观脉证，证属风、痰、瘀阻于脑络所致，乃从风、痰、瘀论治。予柴芩二甲汤加味：

北柴胡 10g	法半夏 10g	淡黄芩 10g	炙甘草 5g
炙鳖甲 30g	炮山甲 12g	延胡索 15g	浙贝母 12g
淡竹茹 10g	玉竹参 30g	杭白芍 15g	生牡蛎 15g
夏枯草 12g	白蒺藜 12g	岗梅根 30g	广地龙 10g
蜣螂虫 3g			

进药15剂后，头痛大减，心烦欲呕止，夜能寐3～4h。药已见效，原方续服60剂，诸症悉平。如此施治，固击中肯綮，然对其久积之病，服药

更宜持之以恒。故仍宗原法守方，拟前方去延胡索制成丸剂以缓图根治，连续服药半年。1990 年 12 月 4 日，患者再去湖南医科大学某附属医院，复查头部 CT 示：未见额部大脑半状中线占位性病变。停药观察至今已 7 年余，头痛从未复作，工作生活正常。

（本文载入《中国中医药科技》1998 年第 5 卷增刊）

22. 治愈复发性口腔溃疡 1 例体会

2000 年 7 月 21 日，余治刘××，男，53 岁。患复发性口腔溃疡 2 年，到处求医，病总不愈，辗转至今，痛苦异常。其体质素健，嗜好吸烟，有 30 年吸烟史。回想起来，即在戒烟半年后而发此病。治疗中发现，每吃生鲜、熏烤之肉食或辛辣燥热之品则复发加重。其病明显与肉食、辛辣热品有关，何故也？细辨之，审证求因是关键。沉思之中，忽从丹溪翁诊治天台周进士医案中悟出，病虽不同，但其机制有类似之处。吸烟者，烟气熏入体内也。烟气中含以尼古丁为主的有害物质，其"味辣，有刺激性，剧毒"，为烟草中的生物碱。它与药物、食物一样，本身有性味的偏胜。一般认为，味辣者，性偏热；有刺激性者，味偏辛。因此，尼古丁（以下简称丁毒）性味辛、热，有大毒。考虑患者吸烟数十年，使蓄于体内之丁毒热邪有所藏。后行戒烟，切断其源，绝源势必迫所藏丁毒之热邪孤立乱腾而作祟。遂断为病根系蓄于体内所藏丁毒之热邪，每受肥甘厚味及辛辣燥热食品之诱引，故使其反复而不愈也。复发性口腔溃疡，病程长，属久病多虚，中医认为是上火，为虚火上炎。根据"阴常不足，阳常有余"之学说，患者年过半百，其脏器功能活动衰退，多有肾水不足，所谓肾亏虚火上炎而致本病。现代医学认为，本病多属机体免疫功能低下，体内维生素缺乏及微量元素失衡所致。处方：

①坚持淡食以养胃，内观以养神，则水可生，火可降。②浓缩六味地黄丸，口服，每次 8 丸（相当于原药材 3g），每日 3 次。③21 金维他，口服，每次 1 片，每日 2 次。

所谓久病痼疾，治必缓图。2 个月后痼疾果愈，续服 3 个月以巩固疗效。且嘱：古有此类似医案记载，是以病愈后，饮食生活，一仍其前，不然，病发变生他症（即所藏丁毒之热邪，日久蕴结于体内而导致癌变），难以挽救矣！2年后，其登门致谢，坚守医嘱，精神焕发。一切正常，病未复作。

按《丹溪翁传》记载："天台周进士病恶寒，虽暑亦必以绵蒙其首，服附子数百，增剧。……翁曰：'病愈后须淡食以养胃，内观以养神，则水可生，火可降；否则，附毒必发，殆不可救。'彼不能然，后告疽发背死。"彼附毒积身，此丁毒蓄体，两者皆属毒之热邪有所藏。本例患者吸烟30年，体内之丁毒热邪有所藏，所藏之热忌食厚味及辛辣热品之诱引。"肥者令人热"，熏烤之腊肉类蕴有伏火。食肉产生的内热，激惹所藏之热，两热相合，酿毒发作是也。此即《内经》所谓"食肉则复，多食则遗"的道理。五谷、蔬菜、水果根于天地之灵气，乃阴阳协调所化生中的天然清润之品，作为饮食物，仅此清淡饮食，才能平息所藏之热。故首遵附毒积身案之疗法：吃清淡食物以保养胃气，宁心寡欲以调养精神，这样肾水得以滋生，心火可降。继取六味地黄丸滋阴降火，滋生肾水上承于心，心火下交于肾，上下交，水升火降自如；水火济，上火则已矣。照现代医学理论说，以其扶正固肾，能有效提高机体免疫力。取21金维他维持体内所必需营养素，补充维生素的缺乏及调节微量元素的失衡等。以上采用注重饮食生活调养的同时，又以中西医结合的方法，相辅相成，缓图治之，病遂根除。

（本文载入《中国中医药信息杂志》2003年第9期）

23. 加味柴胡汤治疗偏头痛之管见

关键词 加味柴胡汤；偏头痛；中医药疗法。

偏头痛是一种由于血管舒缩功能障碍引起的疾病，属中医"偏头风"或"偏头痛"范畴。加味柴胡汤出自唐宗海《医学见能》，笔者用此方治疗偏头痛略有心得，现介绍如下。

（1）病机分析。

中医之偏头痛是按头痛部位命名，按病因分类，应属内伤头痛。头居高位，脏腑清阳之气和精华之血都上会于此，简言之，即是五脏六腑之精皆上注于头。然"高巅之上，唯风可到"。足厥阴肝经上行目系，出于前额，与督脉会合于巅顶。《素问·阴阳应象大论》云："风气通于肝。"说明肝脏为病对应于五邪中之风邪，其脏多风。《冷庐医话·头痛》曰："头痛……属少阳者，上至两角，痛头角，以……少阳经行身之侧。"总之，风之为病，多与肝胆最关紧要，而肝胆互为表里，其经脉循行部位亦是偏头痛发病部位。风为阳邪，头为诸阳之会，阳加于阳，阳旺有余，使邪从火化，是以风火为病者居多。正所谓《临证指南》邹时乘按云："头为诸阳之会，与厥阴肝脉会于巅，诸阴寒邪不能上逆；为阳气窒塞，浊邪得以上据，厥阴风火乃能逆上作痛。"又风之煽则能酿痰（痰由湿聚酿敛而成），痰因风则动，故痰随肝胆之风动循经上窜于头亦作痛。由于风性善行而数变，具有"动""变""突发"等特点，所以，偏头痛以突发阵作的单侧搏动性头痛为主要表现。头痛部位大多位于额颞、眼眶部，多为一侧头痛，个别为两侧性头痛，呈强烈跳痛，或如锥刺，或头痛昏蒙，或头胀裂痛，持续数小时或1～2d，间隔数天或数月。发作时伴恶心、呕吐、口苦、纳呆、腹胀、羞明、眼球胀痛等症状。本病大部分患者无颅脑器质性

临证达变中医治验

改变，少数患者伴有颅脑器质性病变，但此另当别论。总之，偏头痛与风、火、痰在生理、病理上关系极为密切，故治疗当从风、火、痰论治。

（2）方解。

唐宗海《医学见能》云："头痛在侧……宜加味柴胡汤。半夏三钱，柴胡三钱，竹茹三钱，玉竹三钱，黄芩三钱，白芍三钱，钩藤三钱，甘草一钱，生姜三片，大枣二枚。歌曰：头痛在侧少阳风，祛邪专赖夏柴功；竹茹玉竹姜和枣，甘草钩藤芩芍同。"察组方之剂量，在 3～9g 范围内，共 10 味药。与辛凉轻剂桑菊饮（方中 8 味药，用量在 2.5～7.5g）比较，此方还是符合用量之轻剂。就方中药物配伍分析：柴胡升透宣散，黄芩苦降而泄，二味相伍，一升一降，升降平调，以其和解少阳，即所以泄少阳风也；同时，两者又是疏肝清火之要药。柴胡乃厥阴、少阳二经的引经药，古人亦称之为肝胆药。柴胡疏散肝之郁滞，白芍养血敛阴柔肝，二味相配，一散一收，以成"相反相成"之用，并防柴胡升散耗阴伤血之弊。法半夏、竹茹相合，化痰降浊而安胃。法半夏与黄芩，辛开苦降，燥湿健脾。玉竹、甘草、大枣，甘平补脾。生姜、大枣并用，既调和营卫、通行津液，又补脾和胃以顺其升降。芍药甘草汤配玉竹、大枣，酸甘化阴、缓急止痛、护脾杜痰而保阴血。钩藤直入厥阴，清热平肝熄风。诸药合用，升中有降，散中有收，通补平调，相辅相成，共奏轻清泻肝泄胆、平肝熄风化痰、和解祛少阳风之功。此即体现了加味柴胡汤之轻（指本方药味不多和用药都为小量，属轻剂方，具有轻升上行宣散之性能）清（指有清解、清凉滋润、清除之意，另指用药取其清淡味薄之品）、泻肝（指包括清泻肝、胆经郁热或郁火）、化痰（指方内化痰之品，随本轻剂方上升而宣化痰浊之意）法，正能顺从风、火、痰易于上行疏散、宣化之性恰相吻合。究其组方之意，实为风、火、痰之病机而设，故本方对偏头痛颇为适宜。因此，在临床上笔者常以其为治偏头痛之代表方化裁。

3. 随症加减

治偏头痛必先重视治风，治痰也要注意治风，痰无风不动。若熄风平肝止痛，选加白蒺藜、决明子、蔓荆子、岗梅根；熄风定痉止痛，选加天麻、羚羊角（或以山羊角代）、蝉蜕；搜风通络止痛，选加僵蚕、全蝎、蜈蚣、地龙；因外感而起偏于风寒者，去黄芩，选加细辛、荆芥、羌活、防风；偏于风热者，去姜、枣，改法半夏为 3g，选加桑叶、菊花、薄荷、石膏（此辛、甘、大寒药，用 9g 足矣）；痛处固定不移，如锥如刺，血瘀脉络者，去生姜、大枣，选加桃仁、红花、延胡索、三七；肝、胆经火甚者，去生姜、大枣，改法半夏为 3g，选加大青叶、夏枯草、栀子、龙胆草（本品为苦寒之药，用 4g 足够）；痰浊重者，去生姜、大枣，选加白术、石菖蒲、炙远志、天麻、枳实；伴神疲乏力少气者，去生姜、大枣，玉竹易党参，选加生黄芪、白术、升麻；若兼肝之阴虚阳亢者，去生姜、大枣，改法半夏为 3g，柴胡易茵陈 6g，加生地黄 9g、石决明 21g，以滋阴潜阳。

（4）注意事项。

①偏头痛乃上焦之病，必把握住"邪在上者，轻而宣之""治上焦如羽，非轻不举"的原则。显然，"轻"指用药的分量应少于常用量（多者不过 9g 之用量），药味不宜多，为"十剂"中的轻剂。笔者认为，加味柴胡汤中黄芩苦寒的用量为 9g，是轻剂，虽其有苦降之性，但不影响其轻升上行之主要功能。不难发现，方中其他药物亦均采用轻剂，实即取其轻升上行之意也。这便是本方之所以为轻剂方的道理所在。②临床以肝经风、火、痰所致偏头痛者多见，而对肝火宜清之治则，加味柴胡汤之轻清泻肝化痰法，乃属恰到好处。但必须强调一点，本证不兼肝阳上亢者，不要随便加用平潜药。因平潜之药，其性必重镇，有引导气血下行的作用，"潜"尚有潜藏之意，若使已成之风、火、痰潜藏于内，必有留邪之虑，故用药得慎之又慎也。③《医学衷中参西录》云："茵陈……其气微香，其味微辛微苦，秉少阳最初之气，是以凉而能散。……善清肝胆之热，兼理肝胆之郁……其性颇近柴胡，实较柴胡之力柔和，凡欲提出少阳之邪，而其人身弱阴虚不任柴胡之升散者，皆可以茵陈代之。"前面随症加减中所述，若兼肝之阴虚阳亢者，必加滋阴潜阳药也。通过对药味、药量略作加减，除石决明用 21g 外，其余皆是 9g 以内的小剂量，方中为 10 味药，仍属轻剂方；用少量法半夏化痰，其虽属辛温之性，但与白芍、甘草、生地黄、玉竹等酸甘化阴药配伍则其燥被制，且生地黄得法半夏则滋而不腻。于上滋补肝阴药中，少佐茵陈柔和升散以调肝，反增其养阴血之功效。石决明为镇肝要药，以重镇潜阳。全方组合，拟轻清泻肝化痰法，兼以重镇潜

阳，实以轻剂、重镇分消法。此即取一味石决明重镇潜降之品，配入大队轻剂之轻升上行药中也随之上升，而引其直达病所，以潜降肝阳也。如此共达轻升上行、疏散风火、轻宣化痰，和重镇潜降、平熄肝阳之效。由是可知，方药非一成不变，临证运用时，重在辨证加减，掌握"有是病者，必主是药，非可移游彼此"之原则而灵活用药，方能取得显著效果。

（本文载入《中国中医药信息杂志》2005 年第 4 期）

24."化癥回生口服液"是攻补协同抗肿瘤中药一古方

提要 化癥回生口服液，是经现代科学研究所确认的从35种传统中药中提取的纯天然高效治疗性抗肿瘤药物，是以被列为国药准字Z10980045号的中药肿瘤治疗性药物（国家GMP认证产品）。

关键词 化癥回生口服液；攻补协同抗肿瘤中药

化癥回生口服液，其原名为"化癥回生丹"，而化癥回生丹出自《温病条辨》。

[组成]方内由35种中药组成（中药名从略，详见方解中）。

[用法]将35种中药，采用中药西制，利用现代高科技制剂工艺制成的现代中药口服液剂型（便于肿瘤患者服用和吸收），1盒包括10mL×10支，每次10mL，每日2次，于早、晚餐前1h，空腹服用，45d为1个疗程。

[功用]破积攻坚，化瘀消癥。

[主治]感受燥气，延久不解，传入下焦，与血相搏，坚结不散，形成不移动的在腹外部可以摸到的硬块（以下简称肿瘤），其亦暗示包括了在体内摸不到的肿瘤（现随着医学科学事业的不断发展，对触摸不到的肿瘤，如肺部肿瘤或肝内小占位性病变等，做CT检查确诊便知）。故《温病条辨》云："燥气延入下焦，搏于血分而成癥者，无论男妇，化癥回生丹主之。"不难发现，此乃诊治肿瘤之典范，其主方是我国古代医家用于治疗包块性疾病并有良好疗效的传统古方，为治肿瘤之代表方。

[方解]中医是以阴阳五行、气血互根的一种独特学说。因此，中医认为肿瘤发病机制多为气滞血瘀、瘀毒内蕴、湿阻痰聚、瘀痰互结、经气（指经脉、气机）不畅、延久成癥、气血两亏所致，化癥回生口服液即专为此病机而设。其组方有三大特点：一是运用大队破积化瘀、软坚散结之

品；二是佐用温热、理气药以通经调气（亦即"温通经脉、调理气机"的意思）、培植脾胃后天；三是兼补气血，扶正固本，加强抗病能力。兹分别解释如下：

方中重用大黄、鳖甲胶 2 味化瘀消癥为主；辅以桃仁、藏红花、乳香、没药、蒲黄炭、五灵脂、苏木、延胡索、京三棱等 9 味活血化瘀，益母膏、干漆、阿魏、虻虫、水蛭（食血虫类药物）等 5 味破积攻坚。上 16 味攻伐药中的五灵脂，与人参组合，系一对畏药，相制相畏，益气化瘀，相得益彰。正所谓《张氏医通》曰："古方疗月闭，四物汤加人参五灵脂，畏而不畏也。人参与五灵脂同用，最能浚（疏通之义）血，为血蛊之的方也。"此取其相助而大添攻力，自达化瘀消癥之功。

更有安南桂、川椒炭、高良姜、吴茱萸、艾炭、小茴香炭、公丁香、片姜黄、两头尖、香附子、降真香、苏子霜、杏仁 13 味温热、理气药以通经调气。其意义有二：一指用桂、椒、姜，通补阳气，以温通经脉，所谓"血得温则行，瘀得温则化"是也；调气指用杏、苏开宣上焦；丁、降、香附、尖，辛温宣通中焦；艾、茴、姜黄，温宣理气达下焦。畅行三焦之气者，所以行气祛瘀（气行则血行）也。二指通补脾经阳气，温脾阳而调胃气。中医认为："脾为生痰之源"，脾胃互为表里，称后天之本，于五行中属土，土生万物。脾胃功能弱，易生湿生痰，其气血生化之源不足，五脏失于滋养，则体弱多病；脾胃功能正常，其气血生化之源充足，五脏得以滋养，则体质强壮。《中藏经》云："胃者，人之根本。胃气壮，五脏六腑皆壮也。"从而可知，重视培植脾胃后天，实助患者康复也。其中桂、椒、姜、吴，通补脾经阳气，温脾阳主运化水湿，丁、降、香附、尖，属辛宣温通行气之品，理气和胃而化湿（气行则湿行），通过温调脾胃，化湿而杜痰湿之源，同时还保护了胃气。上 13 味通经调气，为方中佐助药，以温通经脉、行气祛瘀，温脾和胃、化湿杜痰，则加强本方活血化瘀、软坚散结之效，且防攻伐药损胃气之弊（根据中医"人以胃气为本""有胃气则生，无胃气则死"之说，在大队攻伐药的方中，配伍保护胃气药，实为上工，否则，非徒无益，而且有害）。

方内另配伍人参、熟地黄、白芍、当归尾、川芎 5 味，即人参四物汤。人参补气，四物汤补血，气血双补，扶正以增强抗病能力，又防攻伐药之伤正。

唯独麝香1味，辛香走窜，通行十二经血脉，引药直达病所（引诸药直捣肿瘤靶点）而迅速发挥药效，此即直对（肿瘤）靶点抗肿瘤之意也。

综上所述，依据中医理论对肿瘤发生发展及其治疗原则的认识，化癥回生口服液，由活血化瘀、软坚散结、通经调气、止痛、止血、补气、补血七组药物组成。组方十分严谨，是一攻补并用，取消癥化瘀直攻邪，补益气血以增强免疫功能（即间接扶正祛邪），起双重作用抗肿瘤的中药方剂。

值得注意的是：其主方重点以消癥化瘀之攻品放在首位，故经期妇女、体质虚弱者、出血性疾病患者慎用；孕妇禁用。又方内有温热升阳之燥品，本方对素为火体（此指的是体内的一种邪火，如心火、胃火、肝火等）、阴虚阳亢、阴虚火旺者忌用。从临床观察，放疗是利用X射线、γ射线等来照射肿瘤病灶的一种以毒攻毒法，可放射线热毒之邪易灼伤阴血津液（"津血同源"），势必引致并发症。如鼻咽癌、喉癌、舌癌等已单独用放疗完成全部疗程的患者，易留下阴津不足或阴虚火旺之后遗证，此时康复期的治疗，不考虑使用化癥回生口服液。但对新病人，始则服化癥回生口服液和放疗同时进行联合治疗，不仅减少并发症，而且愈增强疗效（见下文）。

按 化癥回生口服液之药效学研究［详见（哈药慈航制药股份有限公司独家生产）《〈处方资料〉治疗性抗癌药物"化癥回生"口服液》（国家GMP认证产品）］证明，对肿瘤细胞有杀灭和抑制作用，临床与手术及放、化疗联合应用，明显提高疗效，降低毒副作用及并发症。由于方中有保护胃气的药物，从而起到了防止化疗时对脾胃的毒副作用，一般无胃痛呕吐、纳呆胃胀等现象。方中配伍理气、活血化瘀之品，以行气活血通脉，改善微循环，增加血管壁的通透性，提高肿瘤细胞对放疗的敏感性，增强疗效；合上四物汤滋阴补血之润剂，正填补了放疗灼伤阴血津液之不足而润其燥，减少并发症；还能止术后及放、化疗引起的疼痛。此所谓理气行血止痛、活血化瘀止痛，系中医"不通则痛"之意也。方中的人参四物汤，补气养血强体，可直接提升免疫功能，对临床联合手术使用者，免疫功能迅速恢复，全身情况改善，减少术后复发和转移，远期生存率大为提高；结合现代研究，有保护骨髓造血干细胞功能而刺激粒细胞再生长，自能提升白细胞，对抗化疗所产生的骨髓抑制作用，能使患者顺利地完成化疗的疗程。

讨论 抗肿瘤中药，有用攻伐药直接抗肿瘤；因中医有"正气存内，邪不可干""邪之所凑，其气必虚"之谓，故有用补益药扶正祛邪而间接抗肿瘤。若将两者组方于一体，则更促进两者协同抗肿瘤作用，岂不是好上加好吗？正是肿瘤患者所期求的。而化癥回生口服液组方，其取活血化瘀散结、软坚破积消癥，又特设人参五灵脂一对畏药相助是为攻，培后天护胃气、兼补气血扶正是为补于一方。攻不败胃伤正气，补抗病邪更利攻，再以麝引药直达病所，配伍用药别具一格。思维入微较全面，攻补协同大力度，合而强力抗肿瘤。实践中，其与手术和放、化疗联用，能促进机体状况迅速改善，使近期疗效和远期疗效均显著提高，这就是前按语中说的其对肿瘤细胞有杀灭和抑制作用的具体体现。因此说，化癥回生口服液是中国传统医药学宝库中一颗璀璨的明珠。

【附注】 吾退休后，曾于 2007 年被《哈药慈航制药股份有限公司》聘为中医专家，其独家生产化癥回生口服液，系出自一古方。吾将古方方解之讲稿，往返于长沙、湘潭、株洲等地授课，后经整理而定稿。

24.「化癥回生口服液」是攻补协同抗肿瘤中药—古方

25. 诊驼背弓腰 O 型腿，治拟六子方固肾气

一男性患者陈×，现年迈已过 71 岁，于 2001 年 6 月诊。诉过花甲后察觉，背腰欠直腿少劲，渐变露出现在症：头发斑白而稀疏，耳鸣伴一耳失聪，驼背弓腰 O 形腿，步履不稳在眼前，独立生活稍困难，实属岁月不饶人，年老体衰退化致。人老气衰生百病，老人普遍有气虚。气虚载血运行弱，面色淡白阳不振，形寒腰酸腿软症，切脉细而两尺弱。罪魁祸首责之肾，"肾将惫矣"真相露。人老先天肾气衰，生命根基处动摇。人有脚，犹如树有根。树枯根先竭，人老脚先衰。下面正是要说的，"人老先老腿"。腿负身重靠骨举，中医认为肾主骨，而且腰为肾之府，腰腿健壮则肾强，腰腿软弱则肾虚。而人身真元之气，其本藏于下焦肾，即所谓下元肾气。肾气健则能发挥，肾固下元封藏精，肾虚不固精气衰。据《难经》说："损其肾者，益其精。"而《管子·内业篇》说："精也者，气之精者也。"丹溪五子衍宗丸[①]，补中有泻之组方，补泻结合才固本。以激活先天之肾，益精强肾补精气，促成精充肾气固，属间接固肾气方，比照《金匮》肾气丸[②]，而本方系用六味地黄丸壮水之主，加肉桂附子补水中之火鼓舞肾气；亦即仅用少量温肾药于滋肾药中，取少火生气之义，故方以"肾气"为名。其中肉桂与附子，均属性味之峻烈，熟地黄滋腻滞脾，老年脏腑功能弱，所以老人不受补，更不适宜久服也。芡实固肾益精气，加入五子衍宗方，以强化补固结合，组成所谓六子方，治拟六子固肾气。其剂量分配如下：取以枸杞子 20g，盐车前子、芡实各 15g，配以菟丝子（炒）10g，更以覆盆子 10g，合以五味（蒸）5g。如此配方研细末，因蜜制甘缓益元，故将上药用蜜丸。做相等剂量颗粒，每 100 粒重 10g，每次服用 6g，而每日两次。虑颗粒略难消化，为防止不伤脾胃，嘱咐于早晚餐后，即以温开水吞服。缓图久服益肾气，遵照医嘱来执行。半年之后而复

诊：行走有力较稳健，形寒消失脸红润，重操一般家务活，生活正常乃快乐。自感良好坚信心，续服此丸药3个月，巩固已有之疗效。与此之同时，特介绍一方于后："肾四味"③固肾气，其特点药性和平，属直接固肾气方，以供临床参考也。

注：①朱丹溪五子衍宗丸（覆盆子、枸杞子、菟丝子、五味子、车前子），具有补精益肾之功。

②《金匮》肾气丸：本方药味即六味地黄丸加肉桂、附子。原方为桂枝，但后世多用肉桂，因此通用名称为"桂附地黄丸"（详情参见：中华人民共和国卫生部药品标准，中药成方制剂第八册 WS3—B-1600-93）。

③"肾四味"：指"枸杞子、菟丝子、盐补骨脂、仙灵脾"四味药（见《李可老中医急危重症疑难病经验专辑》），入肝肾经。枸杞子、菟丝子滋肝肾补精血，二味润而不腻，滋阴无熟地之弊。补骨脂补命门之火，温补肾阳固下元；仙灵脾补肾壮阳，为命门要药，"主丈夫绝阳无子，女子绝阴无子……"（见《日华诸家本草》）。二味温而不燥，温阳无桂附之弊。四味药性和平，用温肾阳药于滋肾精药中，合而益肾精，鼓肾气。组方与"桂附地黄丸"类同，属"阴中求阳"之意（对运用本方，附带谈点个人心得。在临床上，有部分老人肾阳虚伴肠燥便秘症。而肉苁蓉味咸色黑，质地油润，性温无燥性，能补肾阳，益髓生津，润肠通便，方填补了这空缺。故取肉苁蓉一味替代方中的补骨脂、仙灵脾，即为肉苁蓉、枸杞子、菟丝子三味，再于其中加入黑芝麻、精制饮片玉竹、蜜炙百合、当归、怀牛膝、枳壳六味，组成自拟补肾温润通便汤④，详见其汤头歌诀便知），亦固肾气之良方。临证只要抓住其要点，善于变通，灵活加减运用，自能深中肯綮而获得最佳疗效，正所谓"得心应手"是也。

④补肾温润通便汤歌诀：

肺肾系母子关系，肺大肠互为表里，

肺与两者重关联，此即下面要说的：

肾阳虚伴便秘者，除直以补肾阳外，

尚从肺治两兼顾。老人肾虚阳气弱，

肾虚气弱大便秘，腰酸背冷尿清长。

补肾温润通便汤：苁蓉枸菟黑芝麻，

温补肾阳益精血；以精制饮片玉竹、
蜜炙百合及当归，甘平补肺柔润品，
养肺滋肾润大肠；怀牛膝强肾壮腰，
多滋膏，善于下行，自引药下达病所；
枳壳宽肠下气（泻），而与上述诸药（补），
补泻使补而不滞，合治用药效力彰。

26. 阴寒相加并肝木克脾案

一男患者顾××，现已过不惑之年，于 2005 年 11 月诊，诉患"胃病"18 载，阅其病历曾诊有"脾阳不振"的记录。这次换节气发病，刚立冬后就出现，仅丑时胃冷隐痛，且伴有腹中肠鸣。偶然的一个动作，无意识地用右手掌搭在左手背上，按住上腹胃脘部，犹如热敷则舒适。对此现象不理解，特来求诊问其故。略作思考则回答，以阴阳五行解释。中医认为夜属阴，夜半为阴中之阴，冬寒阴邪旺于阴，夜半丑时寒尤重，脾阳不足本生寒，寒加于寒更伤脾。而 12 时辰之丑时，为肝之值时经脉，即木气方盛之时，此时易克脾犯胃，故于丑时而表现，胃冷隐痛伴肠鸣。人体是由阳气生，体之各部气息通。阳气充满人之身，具有生命的活力。以自手掌按住胃，借取肢端之阳气，紧连传递气息入，扶助脾阳以和胃，遂起事半功倍效，续 2h 乃自愈。然 12 时辰之运行，丑过即寅连卯时，寅卯之交日将出，寅时为阴中之阳，黎明前黑暗时辰，阴寒衰退阳气升，而对脾阳不影响；又寅非肝经所主，脾不再受肝支配，无其干扰症自止。切其脉象为缓脉，察舌淡红苔薄白，拟用舍脉从证治，理中丸调服 1 个月，振奋脾阳护其胃。嘱忌冷饮生冷食，防止寒气伤脾阳；阳虚适宜温补品，目的即固护阳气。于 2006 元旦巧相遇，诉认真遵医嘱办，3d 之后则康复，的确效果判然也。

27. 黄芪临床应用概说

中药黄芪味甘平。黄芪为补气之长，亦属于气药之长，乃补诸虚之不足。本具有补气升提，益补卫气而固表，益气利水而消肿，益气托毒又生肌。上面所述的简要说明，显示黄芪特具补通、升降、开合兼备的双向调节作用的补气药，即所谓黄芪之最①也。因为能双向调节，相反相成之促进，多种效应之结果，所以能治多种病。夫阴阳包罗万象，中医清浊分阴阳。头为上之清窍也，乃清阳布展之区。清阳不升失布展，头昏乏力血压低；浊阴上犯清窍处，头晕目眩血压高。就其双向调节言，下面以升降为例：用于低血压则升压、高血压则降压，是以能升能降也。升提清阳还兼降②，更畅升清而升压；降浊气中还兼升，更畅降浊而降压。支升降一偏之治，概不离升降平调，双向调节复平衡。此取黄芪益气以升清（提升血压）降浊（气而降压）的双向调节作用，升降平调清、浊气，乃达其两全其美，所以能治低、高血压病。黄芪补诸虚不足，对慢性肾炎水肿，慢性肾炎蛋白尿。黄芪之药分量大，补气固肾提肾气，强气化水湿是也，利水消肿有殊效；强气化升清降浊，从而消除蛋白尿。真可谓一箭双雕，实属两者最佳选。人老先天肾气衰，老人普遍有气虚。人老气衰生百病，免疫功能自低下，分泌代谢而减退，多发Ⅱ型糖尿病，所谓老人糖尿病。对于老人糖尿病，黄芪益气为首选，正是派用场之时，集补通、升降、开合平调的共同作用，补虚增强免疫力，调节血糖稳血糖。红参系甘温之品，补气升提之力宏，其唯独温升阳气，起单向调节作用，限于温升只适宜，气虚清阳不升者；凡因浊邪发病者，用其升浊加重病，故易升压而上火，此乃属其之弊病。外科脓成之肿疡，使用黄芪大剂量，取以其托毒外出，益气生肌之功效，补通、开合齐平调，相反相成效显著。黄芪中药宝中宝，补通升降和开合，三大平调聚一体，发挥综合之优势，提高免疫统平衡，无病常服保健康；灵活用之来治病，每每获得大大③效。

注释：①最：指（在同类事物中）超过所有同类，没有能比得上的。

②升提清阳还兼降：意指升提清阳附加同时具有降。还：表示"附加"关系；兼："同时具有"之意。

③大大：指程度很深。大大效：即大而惊人的效验，此含有"神奇的功效"的意思。

28. 医话 7 则

肾气主宰五脏之盛衰

中医说命门之火，是人生命的火种，也就是命门火种。但人身真元之气，其本藏于下焦肾，正是下元肾气也。盖肾为先天之本，肾内寄命门真火（肾气、元气、元阳），即所谓命门火种。命门火种之阳气，即先天命火肾气，为生命的原动力，五脏精气的源泉。"肾气固当留其精而泻其粗"，故肾气主气化也。肾气充气化正常，"封藏精泄浊"有权，气血津液布满身，充养五脏运行盛，身体强壮而健旺。肾气虚气化失常，"封藏精泄浊"无权，气血津液均不足，失养五脏运行衰，体弱多病气色差。以上特提示肾气，主宰五脏之盛衰。人到年迈老龄段，先天命火肾气衰。人老气衰生百病，老年退行性疾病，脏腑衰退功能弱，分泌代谢而减退，随之而来虚衰症。衰老命火肾气虚，加上原来之旧病，旧病久损耗肾气，两者势必致病笃，肾气惫矣五脏危。肾气败亡刹那间，即是五脏关闭时。肾气败亡命火熄，命火熄灭阳即去，阳气去了命终结。上述则足以说明，唯先天命火肾气，主宰人生的健康，可见其何等重要！

命门火种之阳气，关系生命之生亡

夫天为阳地为阴，天地阴阳之闪电，轰响春雷新年始。父母阴阳之交媾，精卵碰撞擦火花，点燃了命门火种，激活新的小生命。人之命门火种者，真火真阳肾阳也。阳来则生小生命，火旺阳旺体健壮，火衰阳弱病缠身，火熄阳去生命亡，阳气来去一轮回，亦人生死一轮回。所谓"人活一口气"，这口气即阳气也。凡事物一分为二，火种生、熄两平衡，于是下面要说的：命门火种之阳气，关系生命之生亡，阳气来时生命生，阳气去时生命亡。如荧屏上之一幕，人受刺激发雷霆，顿激惹肝气亢进，气血突变上冲颠，致阴阳不相为守，阴阳运行失循序，清窍被闭立昏厥，骤然阴脱阳去了，怒发冲冠而暴卒，此即阳去生命亡。正日常生活所见，疾风突袭灭火种，暴病熄火阳去了[1]，两者如出一辙也。故《黄帝内经》所说："阳气者，若天与日，失其所则折寿而不彰。"亦更说明了阳气，是安身立命之本。

注：[1]暴病熄火阳去了：即患暴病突然（心跳、呼吸停止）熄（命）火阳（气）去了。

盖肾为水火之脏，主宰人之生命也

"三才"所谓天地人，天地者大宇宙也，人体是一小宇宙，而天之阳地之阴，人男为阳女为阴。爹娘阴阳之交媾，精卵碰撞擦火花，点燃了命门火种，激活新的小生命。子宫是孕育温床，于宫中阴聚阳生，阴阳互根环抱正[1]，阴平阳秘自和谐，经足十月怀胎后，弱小生命变旺盛，呱呱坠地而出生。所谓"人以天地之气生，四时之法成"，从此生活大自然，依赖阴阳及五行，故"天人合一"。人身之元阴元阳，其本藏于下焦肾，指肾为先天之本，中寓命门真火也。盖肾为水火之脏，真元阴阳合一体，天生互根环抱对，主宰人之生命也。真火真阳之肾阳，真水真阴之肾阴，水火阴阳共一处，水火平均互协调，水升火降而自如，气血通利津液和，阴阳相济布全身，维系阴平阳秘也，充养上中下五脏，维护五脏之运行，五脏阴阳皆肾生。肾之阴阳实重要，阴阳宜充不宜虚，亦即宜强不宜弱，阴阳虚弱疾自生。因此治肾之要诀：肾阳虚则补肾阳，亦即培肾之元阳，但"必于阴中求阳"，代表方剂如"桂附地黄丸"[2]、右归饮；肾阴虚则补肾阴，亦即培肾之元阴，滋、养、益阴使阴平，代表方剂如六味地黄丸、左归饮；阴阳两虚则同补，使其阴阳而平衡，达其阴阳互济也。所以目的只一个，提高阴阳之协调，恢复阴平阳秘状，保养五脏而健康。

注：[1]正：指符合一定标准或规范的，故此含有"正常"的意思。

[2]"桂附地黄丸"：见第 61 页注[2]《金匮》肾气丸的解释。

冬日正午来采阳，"天人合一"增阳法

大凡中医药学，总为"天人合一"论。冬天主寒阴气盛，万物潜藏而静养，阳气敛藏于体内，太阳阳光相对弱。此时对阳虚之人，增阳防寒是重点。"子午流注"生物钟，每天午时[1]阳气旺，人亦这时阳气旺。天晴阳光灿烂时，充满阳光的阳台。冬日正午来采阳[2]，背晒太阳反椅坐，"天人

合一"增阳法，符合四时规律也。太阳阳光照督脉，同气相求而直入，如鱼得水合一体，具有强大亲和力，激发人体之阳气，身觉温暖怪舒适，以静养精蓄锐也。两阳相会增强阳，"天人合一"显神奇。采阳收藏增固阳，储备来春大展露，发挥主阳之功能。正是下面要说的，冬藏春生的交替。这亦与上第二则医话说的相吻合：增阳气即保生命，增强了一分阳气，则多了一分寿命。所谓增阳尤重要，阳在生命在是也。上法用于阳虚者，的确再好不过了。但人进入老龄段，体衰不可抗拒的，身体阳气渐不足。唤醒老人必增阳，将此提到日程上，冬日正午来采阳，目的增固自身阳，增阳延年益寿也。

注：①午时：午时（11：00—13：00）属气血注入心经，为心气方盛之时。

②冬日正午来采阳：此具体指冬日午饭前的正午时分（11：00—12：00，属阳中之阳）来采阳；而午饭后的正午时分（12：00—13：00，属阳中之阴）睡午觉养心护阳。前后一阳一阴，采阳紧接着护阳，如此合理搭配，以其强化固阳也。

应对老人之便秘不妨做组卯肠操

老人脏腑渐衰退，气血津液均不足，胃肠蠕动功能弱，多发老人便秘病。应对老人之便秘，不妨做组卯肠操①，有序动作来进行。晨起喝白温开水（说的是一定和身体体温接近的水），温通脾胃不伤阳。顺势挺胸舒展腹，自然腹部肠道顺。大口大口地喝水，冲洗胃肠之污垢。继而便顺水推舟，人立双膝靠床角，依肠道摆布走向，用自右手掌搭在左手背上，以顺时针方向从升、横到降结肠旋转揉动来回按摩腹部72次，如此能促其直达结肠浸润便，而后改为步行提肛哈气随，提肛哈气一吸、呼，连续地做下18次。两者互补交替做，其实目的只一个，加速肠道蠕动也。有顷刺肛即大解，排泄废物扫宿便，清肠排浊一良方。每人体质不一样，喝水要度身而行。晨起空腹饮水量，少则200mL合适，多则1000mL（亦即两大杯）正好，显然每人量不等，达通便的喝水量，即是个人适合量。遵上顺序来实行，轻松操作有节奏，促成水到大解也，因此命名卯肠操。方法简单而实用，做操养生又洗肠，身体舒适精神爽。归根结底一句话：晨起做组卯肠操，可治老人之便秘。上法稍微麻烦点，暂行应对颇适宜。为防产生依赖性，所以把话说回来，还是从饮食入手。多食时令果蔬菜，富含膳食纤维高，液汁浸润和其中，加强胃肠之蠕动，乃达大便顺畅也。个人从中去摸索，切合自家很要紧。以这饮食调通便，是再适当不过了。

注：①卯肠操：卯时天亮天门开，大肠开始运作时，晨起大解前做组操（由表现同一个主题的若干个动作组成的一组操），于是乎由此而命名卯肠操。

强调小病自养身，大病用药须谨慎

慢性病有其共性，生活起居反常态，是其发病的温床。以慢性胃病为例：水土不服之影响，生冷饮食不注意，膏粱厚味不节制，日夜颠倒食无常，犯有暴饮或暴食，容易发怒伤肝气，肝郁犯胃气不和，均可诱发胃病矣。胸有医学之常识，保护自身益处多。中医是从整体观念来辨证论治的。中药植物为最多，也包括动物矿物。西医的特点是头痛医头，脚痛医脚。西药主对症治疗，分针、片剂两种，属化学药品一类，效快却副作用大。做药敏试验针剂，临床亦见假阴性，往往因此坏大事；片剂免药敏试验，但服下急性中毒，不可逆转难办了。临证有致过敏性休克、急性肾衰竭死亡的报告，故特要引起重视。所谓"是药三分毒"，指药的毒副作用。人具一免疫系统，自行调节其平衡，通常小病情况下，不用服药能自愈；另对自身慢性病，晓得养生之常识，即按常识来调养，亦能获得病痊愈。大病需要药治时，必须及时严观察，免造成生命危险不可收拾的地步。总而言之一句话：强调小病自养身，大病用药须谨慎，调治最好用中药，非用西药不可时，随时观察其变化。

睡觉一定鼻呼吸，右侧卧位最佳选

口舌共处于口腔，与鼻相邻皆上窍，三者紧与咽相连，有鼻咽口咽区分，鼻咽系呼吸通路，各司其职负其责。肺主气开窍于鼻，鼻主人之呼吸也。施鼻呼吸的优点，抗可吸入颗粒物①，杜其所致肺感染，张口呼吸难保了。右侧卧位为最好，身处轻松较舒坦。还要一个好习惯：口腔腭部如同天，舌连口咽就像地，舌抵腭部合住口，天布雨露地湿润，所谓阴阳相济也。口腔布存有津液，口舌咽部全滋润，咽润滋养鼻呼吸，协助其呼吸平顺，引阳入阴进梦乡，一觉便睡到天亮。张口呼吸天地开，中间通道气流大，因此伴有打鼾声，直耗津液阴亏损。口舌咽燥失润泽，阴不顺接阳躁动，引发刺咽呛咳醒，立起饮水浸润口。晚上几回来折腾，自然睡眠质量低。显而易见的道理，掌握其中两要点，睡觉一定鼻呼吸，右侧卧位最佳选。

注：①可吸入颗粒物：指飘浮在空气中的可被人吸入呼吸器官的极微小颗粒。

29. 不用药治的四管齐下的 Ⅱ型糖尿病自救之路

整理此稿，与"糖友"共勉，仅供参考。作者于 2005 年体检发现患有Ⅱ型糖尿病，至今已 10 年，未用药物治疗，专自订从增强免疫力，"管住嘴，迈开腿"，保持小便正常、大便畅通四个方面联合调养来控制血糖，亲历实践观察证明，确是行之有效的方法，兹分述如下。

增强免疫力

盖肾为先天之本，为人生命之主宰。Ⅱ型糖尿病患者，以老年人最常见。步入老龄之阶段，老年退行性疾病，先天肾衰必趋势，免疫功能自低下，脏器衰退功能弱，分泌代谢而减退，容易出现高血糖，所谓Ⅱ型糖尿病，务必增强免疫力。蜂胶是植物树脂和蜜蜂腺体分泌物混合而成的天然物质。蜂胶中黄酮类化合物（天然黄酮补充剂）是人体必需营养素，人体内不能合成，只能从饮食中摄取，是生命运动不可或缺的调节机体生理功能的重要物资。能激活生命活力，提高缺氧耐受力，自是增强免疫力，调节血糖及血脂。燕麦膳食纤维多，低糖高能主食品。恰普诺宁思胶囊[①]，蜂胶燕麦主原料，补虚抗衰保健品。一次 2 粒每日三次，早中晚餐前30min，空腹温开水吞服。所以食用此蜂胶，正与食用许多具有一定抗菌作用的日常食物一样，既不产生抗药性，也不产生依赖性。

管住嘴

Ⅱ糖病[②]属中消渴，消渴病主三多症。先说多食之主症，消谷善饥食欲强，比一般人食量大，多食糖吸收增多，反加重胰岛负担，所以必须有收敛。定时定量七分饱，强调三餐食疗法，管住嘴乃是关键。早餐食疗主谷食。黑米属于肾之谷，黄豆归属脾之谷；大白芸豆肺之谷，赤小豆乃心之谷。然绿豆为肝之谷，入肝助其而解毒，因其擅长解药毒，故不选入早餐用。肾水肝木母子系，直取黑米补益肾，滋水生肝即补子，间接代替肝之谷。以上四谷补五脏，增添燕麦与苡薏仁，共属低糖之谷物。大白芸豆放 10 颗，余以 1 汤匙为准，黑米固定两汤匙。但对苡米燕麦时，要分季节调其量，春夏苡泻两汤匙，秋冬燕补两汤匙，总共称重 200g 整，纯属本人早餐量。而因个体之差异，最好自握合适量。夜晚将六谷浸泡，冬夏浸泡略不同，冬泡 10h 夏 6h。晨起蒸煮时加制玉竹饮片、百合及枸杞各一撮，滋肺养肝以保肺护目。高压冒气调小火，半小时后调文火，继半小时便灭火，煮熟共要 1h，煮成以后略带稀，吃时细嚼慢咽下。另改总量 102g 煮熟打成粗糊状（糊化粗升糖慢，糊化细升糖快）食用，增加两个盐卷子，或无添糖的两个荞麦馒头都可以，隔三岔五交换餐，变换滋味改花样，打破单调之模式。谷食搭一煮鸡蛋，补养五脏早美餐。中晚餐时要注意，贵在多素少荤菜，晚比中要吃得少。牢记住一个原则：吃植物性的东西，一定要占 80%，动物性的东西只占 20%。时令绿菜③养肝品，以此替补肝之谷。蕹菜莴叶西蓝花，生菜菠菜小白菜，菜心茼蒿绿秋葵，韭菜芹菜蒜薹等，膳食纤维添饱感，低糖低脂低热量，均有利于降血糖。时令绿菜多多善④，彼此互换食用佳。除严控主、肉食外，以时令蔬菜管饱。故调整进餐顺序，开始先多吃蔬菜，其次进食少肉类，至后则添些主食。先多吃蔬菜自然容易产生饱腹感，对控制主食有利。茄子冬瓜西葫芦，洋葱芦笋大白菜，豆腐番茄白萝卜，魔芋豆腐香菇菌，大可配合做食用。肉食的选择原则是"吃四条腿的不如两条腿的，吃两条腿的不如没腿的，吃红肉不如吃白肉"。鱼属白肉补品类，海鲜（有过敏者应忌口）发物生热毒，易加重Ⅱ型糖尿病并发的皮肤瘙痒症，也应不食疏远它，改食淡水鱼代之。草鱼鳜鱼黄鳝（黄鳝含黄鳝素 A 和黄鳝素 B 两种能显著降低血糖）等，蒸煮食用最为佳，而以油炸易上火。忌烟酒咖啡饮料，不沾刺激之食品。或选茭白黑木耳，香干莴笋长豇豆，黄、苦、丝瓜柿子椒，少量瘦肉来炒之，间断选用里脊肉，但要绞⑤肉机绞碎，易于嘴嚼且消化，血肉有情能补肾，上述菜谱交替餐。吃饭最后上主食，所谓些许白米饭，阴阳平补养护胃，护胃气即护脏腑。综上搭配之饮食，充足时令果蔬菜，提供多种维生素，增添纤维通大便，替代高糖水果类，不用提心吊胆了，吃得放心而自在。少荤瘦肉白鱼肉，少盐少油而清淡，少许主食白米饭，与早谷食一鸡蛋，五色谷调养五脏，营养蛋白补到位。间或配合水饺⑥餐，但限量 15 个上下，添碗烫青菜助饱，调剂生活亦美好。持之以恒管住嘴，以此食疗控血糖，血糖水平稳定在，放宽目标范围内：晨起查空腹血糖，7.0mmol/L 左右；而查餐后 2h 血糖，9.0mmol/L 左右，高不过 11.0mmol/L。维持在上述范围，基本算是较理想。为便于记忆，将上 II 型糖尿病食疗，简化成歌诀如下：早餐低糖主谷食，主谷食以养五脏，搭上一个煮鸡蛋，营养丰富皇帝餐。中餐素 80％ 而荤 20％，以时令蔬菜管饱，必调整进餐顺序。开始先多吃蔬菜，而高纤维的蔬菜，快速进入肠道内，阻止血糖的吸收，又易产生饱腹感。其次进吃少肉类，于后增少许主食。按此先后来进食，更延缓了糖吸收，可降低餐后血糖。素荤搭配而合理，供给营养和能量，低糖低脂平民餐。日主阳的早中晚，早晨属阳升之时，中午属阳旺之时，傍晚属阳收之时，此一日阳之变化。晚餐后休养过夜，夜静而阳气潜藏，进入休养生息中，为顺应阳之变化，维护其代谢平衡，故晚餐则要吃少，亦即应淡而少也。先果蔬素菜为主，后增中餐少许中的 1/2 量的肉、主食（所谓用较少的量，附带补养胃气来维护胃气的正常），维持基本的能量。主要食果蔬素菜（前述番茄大白菜，洋葱豇豆白萝卜，茄子丝瓜西葫芦，冬、黄、苦瓜等蔬菜，皆属汁多体柔润，具调节血糖作用，以其每天互换餐，果菜搭足绿青菜，符合果蔬之素菜），含丰富膳食纤维，补充多种维生素，润肠通便排余糖，促糖代谢"乞丐餐"。

迈开腿

所谓迈开腿即是：有氧运动来步行，轻松自如迈开腿，量力而行有节奏，不需特殊之场地，随时随地可以做。一日三餐后的 1h，即血糖最高之时，开始锻炼颇适宜，一般运动时间为每次持续 30min。而中餐后午睡起，正是锻炼最佳时。锻炼须贵在坚持，起码一星期有 5d。吾持杖步行走路，锻炼四肢身肌肉，持杖行走胜徒步，消耗的热量要多，既能保证安全性，又有利于控血糖。而以现代医学说，因为运动会让细胞对胰岛素更敏感，促进糖的利用而有效降血糖。

保持小便正常、大便畅通

苏东坡《养身杂记》说："要长生，小便清。"续说消渴后二多，多饮多尿之主症，所以每天喝水量，较常人需要得多，以小便清利为准，掌自身足量饮水（一般每日饮水量为 2000～3000mL），乃保持小便正常。这才能维持体内有充足的水分，有助于肾脏排泄出血液里多余的糖。亦即能达到中医的肾气气化、升清降浊、利小便的水液代谢平衡，而解其糖毒是也，又能防止尿路感染而不损害肾脏。若反之喝水不足，导致双重损其肾。每天按时喝足水，既治病又可防病，此即是"喝水养生，百病不侵"之一斑。大肠乃传导之官，主排废物浊毒渣。所谓"六腑以通为用，以降为顺"是也。而"子午流注学说"中的生物钟规律，每天卯时天门开，生活一天的开始。十二时辰之卯时，正大肠值时经脉，领头运作之首班，施展通降之功能，传导糟粕去废物，准时排净大便渣，一步到位肠空了，带动他腑随通降，直入下轮新代谢。每天按时来循环，行使一步到位权，提高糖代谢效率，糖毒废物无处躲，大便畅通祛余糖。十之八九糖尿病，共一困惑大便结。调节好日常饮食，多食时令蔬果菜，富含膳食纤维高，中有液汁浸润助，更促胃肠之蠕动，自达润肠通便也。饮食失调致便秘，暂行简便法应对：晨起喝白温开水，温通脾胃不伤阳，大口大口地喝水，冲洗胃肠之污垢，直达结肠松软便，少顷刺肛即大便，排毒清肠除垃圾。通常饮水 400mL$^{\pm}$，把握自身需要量，来达通便之目的。

结语

上面所述四大点，不可分割一整体，坚持不渝有恒心，功夫不负有心人。另有其他需注意，糖尿病新论发现。劳累思想压力大，一时心情之低落，着急生气发怒等，易引发体内紊乱，脏腑失常不协调，气血失调不和谐，引致血糖即升高。对于这类之因素，唯有冷静对待之，必得快刀斩乱麻，从容面对过去了，回归常态自平复。尽量避免少刺激，这亦不可忽视的。

注：①普诺宁思胶囊：保健食品，卫食健字（1997）第 349 号。中华人民共和国卫生部批准，北京知蜂堂蜂产品有限公司荣誉出品。

②Ⅱ糖病：即"Ⅱ型糖尿病"的简写。

③绿菜：即"绿色蔬菜"的略语，泛指绿青菜。

④多多善：由"多多益善"简缩而成。

⑤绞：同"铰"②。见《现代汉语词典》第 11 版。

⑥饺：即（含菜肉的）饺子，超市内花样繁多，对于糖尿病患者，适

宜选择含糖低的蔬菜猪肉（请参阅递交的资料《糖尿病人健康饮食指南》，"食物血糖生成指数表"提示，猪肉的血糖生成指数为 59 单位，而鸡、鸭、牛、羊肉的指数均在 65 以上。并特指出："指数越高的食物，对患者的血糖波动越大；指数在 65 以上的食物，患者食用需慎重。"由此可知，蔬菜猪肉饺子当然是首选）饺子，如荠菜、韭菜、香菇、大白菜、玉米、紫甘蓝之类。

30. 对人的每天代谢一天之计在于卯

　　中医学认为，六腑传化物而不藏。前后二阴系下窍，重要出口排浊毒。两者如同孪生子，比肩并行相呼应。大肠乃传导之官，主排废物浊毒渣。此即"六腑以通为用，以降为顺"之说。而"子午流注学说"中的生物钟规律，卯时天亮天门开，一天生活的开始，领头运作之卯时，机体代谢新一轮。一年之计在于春，一日之计在于晨，因此同样一道理，对人的每天代谢，一天之计在于卯。而大肠经主卯时，关键当好领头班，启动通降传化物，及时排净大便渣，一步到位肠空了，带动他腑随通降，通腑和脏两协调，胸腹上下全身爽。大便畅通小便平，胃降胆泄小肠利，下通上开肺气宣。小便平则肾气通，胃降胆泄脾肝升，小肠利则心气平。通下畅中而开上，三焦气化自正常。盖人的每天代谢，卯时大肠率先行。唯大肠传导气顺，行使一步到位权，大便通畅而利落，排净废物肠空了，余脏相从而协调，定时有序来运转，达到入出两平衡，圆满完成代谢也。就此而言十一脏，皆取决于领头的手阳明大肠经也。所以特别提醒：必依生物钟作息，反之代谢则紊乱，日久势必酿成疾，待病出现癌变时，方知后悔已晚矣。人以脏腑相表里，按腑以通为用说，通腑和脏脏自通，脏腑协调表里和，此乃调脏之一法。养生必先调五脏，调脏勿忘通表腑，通表和里养五脏。养生就是养五脏，五脏强则保健康。

31. 略谈养生话长寿，贵在坚持四要点

守大自然生物钟规律顺应四时养生必添寿

"人以天地之气生，四时之法成"，从此生活大自然，依赖阴阳及五行，故"天人合一"。天地者大宇宙也，人体是一小宇宙，头顶连天脚踩地。就自然界分布有，木火土金水五行，来运转化生万物，五行对天下万物，有其之属性归类。人禀五行之常气，才具有人之五脏[①]，下面亦照此类推：五脏而具有五季[②]，五季而具有五方[③]，五方而具有五气[④]，五气而具有五化[⑤]，五化而具有五色[⑥]，五色而具有五味[⑦]。脏季方气化色味，运转化生见一斑。天分春夏秋冬时[⑧]，按其生物钟作息；年分春夏秋冬季，温热凉寒交替现，周而复始来循环，原本自然规律也。由此可见大道理，养生须顺其自然。遵循春生夏长秋收冬藏之大时令，除五谷养水果助，禽兽鱼肉滋补外，常食时令蔬菜充，乃"同气相求"。人从生长到衰老，是一个阳气减少阴气增加的过程。民间俗话说得好，"人活一口气"，这口气就是阳气，以支撑人的生命，而人的阳气没了，自然人就没救了。正《黄帝内经》所说："阳气者，若天与日，失其所则折寿而不彰。"此亦说明了阳气，是安身立命之本。阴阳互根环抱正，阴平阳秘乃健康。人似一盏点油灯，灯油阴液全耗尽，阳光火种自熄灭，所谓阴阳离决也。《扁鹊心书》说："阳精若壮千年寿，阴气如强必毙伤。"而在前面已说过：阳气来时生命生，阳气去时生命亡。《道德经》有一名言："治人事天莫若啬"，一语就说明关键，保阳道法在"啬"字，特指要积蓄阳气。提示摄生重养阳，增阳减阴求长生。临床具体运用法：一切虚损不足症，均以增阳法来调；一切邪盛有余症，皆用减阴法来治。简单扼要概括之：牢记虚症要增阳，实症时候要减阴。天地固有之四时，定有阴阳之消长，四时寒暑之变化，注意及时来应付。冬主潜藏毛孔闭，此时阳敛藏于内。但是汗为心之液，

汗走皮肤而为阳，尽少出汗或微汗；若冬季时常大汗，则会使阳气轻浮，体内无根，到了春天就会生温病。三九严寒极损阳，侧重防寒固卫阳。心火旺盛于夏季，夏主正是阳气旺，外面也充满阳气，天气炎热毛窍开，体内阳气易散出，人与自然气息通，交流置换阳易阳，符合自然规律也。然要明确一件事，大汗淋漓必损阳。三伏酷暑阳极盛，阳气最易发泄时，空调冷饮过伤阳。冬天避寒多保暖，夏天防暑常通风。故顺从四时则生，违反四时则亡也。按照昼夜"子午流注"之生物钟，绝不要违背阴阳，必做到起居定时，逆生物钟之不韪，扼杀"天人合一"。坚守生物钟作息，顺应四时必添寿。

附"六腑以通为用"把握通腑和脏之常识

中医理论之认为，六腑以通为用说。根据脏腑相表里，通腑和脏脏自通，即五脏以通为和，所谓"病则不通，通则不病"之意。临证常见诸多法：通利胆腑则肝升；通降胃腑则升脾；通利膀胱和其⑨肾，肾和自然则肾通；通利大肠肃肺气，肃降自如肺气宣；通利小肠平心火，心胸烦热躁即除；通腑醒脑清窍开，下堵上闭治取下，下通上和病自愈。大肠腑乃传导官，主排废物浊毒渣。而人的每天代谢，一天之计在于卯。卯时天亮天门开，一天生活的开始，领头运作之卯时，机体代谢新一轮。大肠经主以卯时，卯为晨5到7时，排泄24h大便渣，及时排除内废物，尽职通腑自调身（至于西医的看法，75%的淋巴在肠道上，95%的疾病与肠内垃圾毒素有关。故非常注重：排毒清肠除垃圾，每天保肠道清洁。显然这与中医的传导糟粕排浊毒，正完全是一码事）。同时也说明了，此即是《论衡》中所说的"欲得长生，肠中常清；欲得不死，肠中无滓"之真实写照。通腑和脏两平衡，脏腑协调功能好，所谓通腑即补体。吐故纳新而准时，日夜轮回而有序，不添寿则无道理。

饮食安排合理而有规律者添寿

养良好饮食习惯，特别不要爱偏食。饮食节制依人异，三餐定时又定量，正所谓量体裁衣，办事适当最为佳。抗拒暴饮又暴食，避免身体遭灾殃。人因寒热虚实体，选择饮食有讲究，虚寒适宜温补品，实热进食偏寒凉，见好就收恰到妙。重复强调前面说，春夏秋冬之饮食，生长收藏来定位，配食时令蔬菜类。时令菜气味醇厚，尽得天地之精气，具有营养价值高。指明了反季节菜，人工培育催熟成，非禀天地之气生，实与节气不顺应，看似新鲜无营养，最好不食或偶食。为人正宗之食品，必顺"天人合一"。以上饮食之常态，不能随便怠慢之，持之以恒年复年，增强健康自添寿。

笑口常开乐观者添寿

大凡人受刺激后，因十指头不一样，故应对刺激措施，总亦表现大不同。一贯豪放豁达者，遇突发事颇冷静，常常则付之一笑，总拿得起放得下，从容面对过去了，天塌下面不改色。平素心胸狭窄者，事不顺心则大乱，一叶落头被吓倒，想不开者爬不起，自此则一蹶不振。心绪不宁失掌控，势必招致损身体，甚至干出蠢事来。上所说的已清楚，人之心态尤重要，心情舒畅稳定好，笑口常开则添寿。

适度运动锻炼者添寿

针对生命在运动，锻炼身体强体质。口头禅说迈开腿，迈开步子多运动。有利有弊任何事，轻松自如迈开腿，适度运动持久战，运动肢体壮体魄。但不能心血来潮而骤然剧烈运动，剧烈运动超负荷，有致猝死之报导，适得其反损身体，败事有余不提倡。依据个体之差异，特制合适运动表，遵照以上之法则，不添寿则才怪呢！

小结

人非铜墙铁壁也，不能疏忽一次损，累积次次之损害，久损积病入膏肓。综上所述各方面，则可以概括如下。四要点缺一不可，紧密联系一整体，每个环节都重要，环环相扣是关键，按四要点来养生，不能有半点虚伪，和谐同步而齐行，迈进健康长寿路。

注： ①五脏：即肝、心、脾、肺、肾。

②五季：即春、夏、长夏、秋、冬。

③五方：即东、南、中、西、北。

④五气：即风、暑、湿、燥、寒。

⑤五化：即生、长、化、收、藏。

⑥五色：即青、赤、黄、白、黑。

⑦五味：即酸、苦、甘、辛、咸。

⑧春夏秋冬时：《灵枢》记载：早上（凌晨3时到上午9时）相当于春天，从早上到中午（上午9时到下午3时）相当于夏天，从中午到太阳落山（下午3时到晚上9时）相当于秋天，从太阳落山到半夜（晚上9时到凌晨3时）则相当于冬天。显然，每天的时间以春夏秋冬来划分，实即昼夜生物钟规律的缩影。

⑨其：词缀，"和其"中的"其"（后缀）。

32. 对于无法救治之病症，建议设立人道安乐死

人之生长壮老已，恰与流传"七十三，八十四，阎王不请自己去"一顺口溜①相吻合。以上说的正就是，人生自古谁无死。"人生七十古来稀"，古有六十年甲子，六十甲子一轮回。人生活于大自然，生长壮老依五行，已回自然入土安②，此乃人之规律也。《素问·上古天真论》云："七七，任脉虚……天癸竭……故形坏而无子也……八八，天癸竭，精少，肾脏衰，形体皆极，则齿发去。"年过半百步衰老，脏器功能始衰退。年过六十花甲年，人老退下万事休，风烛残年之岁月，年老体衰铁事实。根据"正气存内，邪不可干"之说，人老气衰生百病，随之而来虚衰症。正是这个老龄段，老年退行性疾病，脏腑衰退功能弱，分泌代谢自减退，多种慢重病缠身，易致癌变之风险；更有心脑血管病，隐形杀手三高症，高脂高压高血糖。不求发财与富贵，只祷健康和平安，开心快乐每一天。若病治疗无生机，痛苦不堪而恶化，生存质量日低下，体衰竭不可逆转，用药失效只等亡，所谓不治之症也。痛不欲生之惨状，生不如死之绝症，面对临终之现实，平静离去安乐死。医疗若设安乐死，自愿申请医无罪，该法全由己负责。一则节省医药费，二则不再受折磨，三则不累赘家人，对己更是全摆脱，解决痛苦开绿灯，此亦人道主义也。目前国内行不通，医疗政策无此项，缺了时宜应对味。确诊疑难之病症，而治后每况愈下，生活质量无从谈，则只能度日如年，听医摆布做样子，实际即是受活罪。就道家言："全生为上，亏生次之，迫生为下。"此可谓求生不得、求死不能之"迫生"。致使患者很绝望，轻生念头充满脑，滋长早托生欲望，横心选择瞬离开，防不胜防突发事，恐怖一幕真吓人。曾于八十年代初，吾有一天值中班。一住院冠心病患者，病老反复难根治，其在中午午休时，一反常态便做出，从三楼窗口跳下，致头部七窍流血，可谓回天乏术也。当即浮

现一念头，顽疾若设安乐死，惨况完全可避免。偶有自行食疗法，一醉不起安乐死。心理学专家论证，"人老脑先衰"，衰脑血管趋硬化，多事动脉硬化症。供血不足脑萎缩，血栓形成溢血等，瞬间缺血或溢血，上盛下虚失平衡，重心上移改常态，形成头重脚轻征，突起眩晕随跌倒，轻则中风重卒亡。衰脑血管硬化脆，酒力冲击易出血，热辣辛味佳肴餐，激发酒力醉仙逝，乃入归西之天堂，凑巧事例也有之，一步到位行洒脱，走完最后一路程。此可遇而不可求，非常值得注意的，万分之一偶合事，生搬硬套不可取。毕竟个体有不同，自不能千篇一律、不能尽如人意的。也有弄巧成拙者，原之症状再加重；若有保持原状者，醉醒一仍其旧也。而对以上之状况，个人难掌己尺度，欲寄希望极渺茫。所以就此劝一句，不太靠谱之食疗，绝对不要随便试。上述偏激之做法，出于无奈下下策，更非大众想看的，还是采取稳当好，顺其自然医处理，按这规矩来办事。但是不管怎么样，总之目的而在于，诊断棘手疑难病，经治罔效无转机，无法救治之病症，为防患者做蠢事，建议医政立一项，给予人道安乐死。前提患者自申请，标明"全由己负责"。

注：①一顺口溜：据说孔子享年 73 岁、孟子 84 岁而终，于是，圣人归天的年龄便被作为人的年龄"坎"。这就是在民间流传一顺口溜的由来。

②入土安：由"入土为安"简缩而成。古为土葬，将死者遗体装棺后埋入土中；今多火葬，将死者骨灰撒入土中。前者隔棺于天地间之坟墓（既浪费木材独占一地盘，又破坏了环境，照此下去，后患无穷），貌似回归自然，经百年千载，时过境迁，终会毁于一旦，故不提倡。但推荐后者，火化成灰，灰撒入土直与天地合，不拖泥带水，彻底回归自然，利大于弊也。

附

简要回忆录

  吾一生起伏曲折，经历了大起大落，磨难之中炼意志，从不退缩永向前，面待所有非常事，一一从容应对之，才有吾今非常人，迎来非常回忆录。

  吾乃姓范名镇海，籍贯湖南隆回县，雨山乡府丁塘村，于1946年3月生。父母华介刘春秀，生育一姐六兄弟，组合一个大家庭。四兄上学^①老跟者，后以搭读生出名。隆回五中念初中，天赋机灵而率直，读书学习成绩好，初三毕业名第一。教导主任谢闰女，校花桂芳看中吾，父女意愿很合拍，时毕业生全知道。高就读隆回一中，而于高中毕业时，凭借高考定北上，从此迎来新生活，走出农村到城市。本是英俊一小伙，头部密布靓乌发，天庭饱满地阁圆，浓眉伸展颇气派，两眼有神双眼皮，蒜鼻梁挺丰准头，唇厚口正而适中，笑容显露对酒窝，耳垂正朝两嘴角，可谓是相貌堂堂，一表人才健壮身，风华正茂奋发上。考上长沙来深造，湖南中医药大学^②，来校学习第二年，掀起"文化大革命"^③，翌年奇怪之巧事，重出六七^④背时日，祸殃成李铁拐样^⑤，晴天霹雳雄心起。三年病榻读经典，分晓经典之条文，自学攻下每门课，牢记常用中药效，背得烂熟方剂学，结合临床之实践，随症加减变通之，灵活用药是关键。1969年毕业即留校，分配本校附二院。初出茅庐刚一年，一"头右顶骨骨瘤"，恐惧手术求中医，综观四诊沉详思，再三斟酌开出方，好似暗中有神助，服完20剂奇迹现，疑难杂症有起色，头痛大减思食欲，头摇不定已止住。出乎意料坚信心，重拾《金匮》方温之，每更一药细推敲，续治三个月症痊愈。当时轰动配件厂^⑥，群众尊称"范神医"。正此声望人气旺，该厂职工张东华，一次看病为借口，实际而来属相亲。甜美笑容和谐颜，温柔清晰亲和音，怦然心动心跳速，她人身材系中等，显有三围之女人，胸乳丰满前凸靓，臀部大而后翘美，十分添有女人味，S形身影亮眼前。一头靓丽长黑发，飘洒背后平甲角，秀眉大眼双眼皮，贤惠能干葱管鼻，耳厚垂翘对嘴角，荞麦肤色健康体，容貌秀丽自然美，相对心花怒放时，一见钟情两相中，一拍即合成夫妻，因而抱得美人归。生育崽女全都有，帅儿女孩叫英豪，系家贤妻良母型，尚具女人之技艺，能歌能舞一把手，舞姿优美诱惑人，歌声悠扬而嘹亮，聆听悦耳人喜兴，幸福一家乐融融。激发更深研中医，书写病历严谨始，一般运用四六体，紧扣中医术语词，持之以恒打根基，不断积累其经验。后初写验案投稿，喜收回复即发表。就在八十年代初，晋升主治医师时，医院晋升评委会，个别领导使绊子，那时大有包公⑦在，评委戴丽仙直言："凭他发表有论文，硬指标不上谁上？"由她一举即通过。上述插曲倍信心，因此愈加鞭策吾，遂奋发向前迈进。治验妙方精论篇，《治疗肝硬化腹水2例》之论文，发表国家一级刊，《中医杂志》传遍世界每个角落，夏威夷籍一华人，拾一方治获特效。1987《湖南日报》登载《一封来自美国的求医信》。如此惊人的新闻，同科同学雷志坚，惊讶说出一句话："具有国际影响范，威镇⑧四海及全球，显露真名传天下，乃名誉驰名中外，所谓人如其名也。"正邹顺莲医师说："汝不愧是笔杆子，总结经验书论文，入国家一级杂志，发行世界显神威，笔底生花成名人。"爱人的一位老乡，湖大毕业左梅生，恰好来长沙出差，特意上门诊三楼，步入诊室恭贺说："见报上所载新闻，悉汝蜚声夏威夷，真了不起的人才。"不久探亲过邵阳，巧遇同学罗安良，见面他脱口而出："省日报报道了汝，发表的中医论文，验方开花夏威夷，花吐芬芳遍全球，花香散布名气来，成为国内外闻名，有此风光了不得。"《依时辰辨治内科杂病3法》篇，独树一帜又新颖，应邀北京学术会，一举成名获大奖，1996《湖南日报》果又被登报载《范镇海获传统医药国际成果奖》。见报的当日下午，突接国防科大谢伦国教授的电话："恭贺汝获国际奖，真才实学的体现，本属实至名归也。"后收美国中研院，发来一封邀请函，在美拉斯维加斯，特邀学术会交流，漂洋过海洛杉矶，千载一时荣幸事，高高在上之领导，对此拒批吾无奈，不让如愿以偿也。另篇《从肾论治老年人消渴病》获

"国际中西医药金杯二等奖"，而又是"大陆赛区本届最高奖"。《运用右主气虚、左主血虚辨治疑难怪病》论文篇，在"全国第一届华佗杯论文大赛中荣获二等奖"。还有多篇之论文，荣获国内各奖项。潜心钻研促成效，而在七十年代末，省财贸医院派人，前往医务科联系，特邀请中医会诊，治一肝硬化腹水。医务科专派遣吾，诊见乏力面萎黄，腹大如鼓青筋露，下肢呈凹陷性肿，两胁隐痛脉弦细，纳少腹胀苔薄白，断为肝郁脾虚证，柴芍异功散加味，连服 5 剂中药后，矢气频作尿增多，续服 15 剂诸症除。又于八十年代末，一次内科大会诊，各科研究生参加，吾最后一个发言，针对四诊详辨治，分析丝丝入扣也。后研究生张飞驰，喜出望外说一声："听范老一次发言，果真胜读十年书。"1998 全国人大会，会议结束乘机前，省大第一副主任，予院电话求名医，当时院长肖四旺，毫不犹豫推荐吾，医务科即来告诉，下午 3 点诊室候。刘玉娥咳嗽 2 旬，北协和之大医院，用治西药皆不效，回省只好看中医，根据四诊细辨治，5 剂尽症减大半，两个处方病根除。迎来患者之赞誉："神奇疗效术高明。"消息自上传开了，全院职工无不知，其具一定影响力，享有盛誉同道中。2002 年全省抗洪灾，省委副省长胡彪，临阵指挥患肺炎，住南湘雅二医院，经治消炎止咳药，生化指标复正常。独咳喉痒即不愈，专邀吾去开中药，一方嗽止则出院，继邀去家复诊之，二方巩固乃康复。北协和与南湘雅^①，全国顶级之医院，上述二例同一病，均属中医全收功。显然说明一件事，中西互补是正道，相互排斥滞开发，两医结合光明途。几十年来如一日，研习中医集经验，上升理论细总结，直到 2003 年为止，全内科才出现有，著书立说第一人，出版了个人专著，《临证达变中医治验》启人心扉，颇具其实用价值。参编了《中国现代基层医学文选》学术著作一部。论文专著参编书，理论实践双丰收，彰显事业有成就。本人擅长带弟子，教弟子不计其数。理论实践相结合，强化基本功训练，运用中医之四诊，综析四诊一体化，辨证论治为要领，理法方药必吻合。很受弟子之欢迎，查房开完处方后，一群弟子环吾坐，讨论单病或个案，争先恐后述己见，百家争鸣探医理，往往带来高兴趣，一丝不苟教弟子，启迪后学提高快。管教从严出高徒，培养出了高才生，陈艳芬及曹华等，上升硕士博连读。理论临床到带教，系为主力一分子，各个角色顶呱呱，成绩有目共睹的。曾任内科副主任、新老干科副主任，官场繁杂看不惯，故上任 2 年后递交辞呈，辞去老干科副主任职务。还附带提及一点，两次做的同样事，但非同一时间内，科里有两位同志，一位晋升副高前，一位晋升正高前（后面会提及此事），特恳请修改论文，吾即尽力而为之，不久论文发表了，随后其顺利晋级。只是本人之个性，独来独往直性子，做事原则直中取，厌恶转弯抹角也。在晋正高述职时，要求正高的论文，中被西牵设标准，所谓中西药对照治疗观察而含有统计学的论文上，实即科研统论文。完成上述统论文，必具一科研小组，非一人能做得到；当然亦有独行的，但成功的机会少。必申报有科研费，否则一切都空谈。再则一科部门内，只能设一项科研，多是科主任先行。受上条件的限制，一股邪气上升了。上政策下有对策，歪门邪道跟着来，臆造文屡见不鲜。下以事实来说话，"吾及科内一同志，吾作《加味柴胡汤治疗偏头痛之管见》篇，纯属（具有）中医（特色的个人独到见解的总括起来分析的）统析论文代表作。其写《三伏天内服外贴治疗成人支气管哮喘轻、中度发作期疗效观察》篇，属中西药对照治疗（内服中药及外贴穴位治疗组和西药对照组，并对两组疗效观察指标经统计学处理）的统论文代表作。也可以换句话说，属中被西牵制的统论文代表作。正同时刊载在《中国中医药信息杂志》2005 年第 4 期刊，一看其文便知晓。'冬病夏治'，三伏天穴位贴敷治疗'慢支、支气管哮喘'是大内科的一个固定的大项目，从未个人观察项目参于内。突然冒出其个人所为，真瞒天过海也。其老挂牌看'风湿病'门诊，而吾挂的是'支气管炎、胆病'门诊。其未申报搞科研，无科研经费来源，却交上一篇正式发表了的恰与其挂牌无关的偷梁换柱的彻头彻尾的天衣无缝的统论文（显然，其仿照统论文的要求格式虚拟数值：治疗组 90 例，对照组 80 例。以及治疗前后的两个先决 P 值：$P>0.05$，$P<0.05$。均掌控于统计学数据之中，毫无破绽，于是此篇虚构的统论文即出笼了）。而 170 例统论文，其一人能完成吗？故内科尽人皆知，全文为凭空臆造，这就成为考验评委是否对科学负责任的一块试金石。其挖空心思为之，母女化验员 3 人，合签名不打自招，虚假论文再现形（另见后短文⑩，其自暴露真相佐证也）。但吾绝不写这样的论文。此前有先例通过，其紧跟后学者也。科学是严肃、认真的，来不得半点虚假。有先前评委的故犯，明知以假代真的统论文，违心地让

其通行，邪气串通一气，故上'有先例通过'一词。将科学如此糟蹋，是可忍，孰不可忍？连锁反应的不光明正大的事，还能让其继续泛滥吗？而中西不同学说，本不能混为一谈，故不看好对照观察的统计学论文，其中存有弊害也。中医鼻祖三代表，扁鹊、华佗、张仲景①，从未参西病案录。被西牵制统论文，锁定统计学数据，两者具有可比性，治疗组总有效率，显著高于对照组，一种固定的模式，弄虚作假在上升，牵强附会较明显，总显得不太正规，搞得中西两不像，实对中、西医不敬。回顾设科研开始，科内有先后两人，申报了科研课题。设有科研小组的第一位科研论文，《葶苈子合生脉散治疗充血性心力衰竭 50 例临床观察》纯中药治疗（无西药对照组加入）的统计学论文，于院学报⑫上发表；单枪匹马独行的第二位科研论文，难产⑬未公开发表（幸早请吾帮忙，刊发另一论文⑭补缺），先后都晋了正高，其课题随即结束，无一成果续推广，从此消失变历史。这足以说明全在走过场的形势上。以中西对照治疗，凑合一起观察之，不同学说调难搭，说理勉强做作味；结合上述易作弊，不是最佳的选择。情不自禁发感慨：中被牵制何时休！大声疾呼唤醒起，赶紧排除西牵制，废除现设之标准，求正规迫在眉睫，树中论文特色标。"说话严肃较耿直，不善婉转之忠言，一针见血中要害，忠言逆耳一扫兴，因此与正高无缘。但其臆造文，当年处在显形风头上，上避风不予其升，过后翌年给升了。使阳奉阴违手法，行不正之风之实。所谓猫腻之多也，显见其中阴暗面。因邪气风行一时，又如是根深蒂固，所以院还有先例，离谱稀奇古怪事。已退休一副教授，后上某领导放话，继而补晋了正高，即跃升"名老中医"。助其获此虚名的，乃邪气当道故也。正李德伟副教授，鸣不平一语破的："处拍马屁盛行时，现实往往很残酷，以献殷勤呈万能，单有本事吃不开。汝乃著书第一人，并参编著作一部，还有更荣耀的事，尤总结的一验方，及两篇学术论文，均赢得国际认可，显示出光彩照人，为湖南省争了荣誉，系本校独一无二，称得上医术达人。汝之业绩齐凸显，具备博导的能力，本有正高的水平，但卡在副高位上，邪气横行不予过，实乃忌妒使然也。"后伤科的田心义教授有些不解说："汝禀性清高难得，但世风要灵活性，放弃机会太可惜。全国老少皆知晓，一句歌词唱响亮，'该出手时就出手⑮'，凭汝名望影响力，何以不借此东风？就省某领导一言，医院立马遵照办。”大彻大悟三个字，前后人字三字经，实实在在人难做，的的确确难做人。总之天下不公平，高级职称章法乱，有合条件卡不上，不合条件而直上。对上情况确实是，道不明说不清也。恰恰一言以蔽之，命里有时终须有，命里无时莫强求，天命如此知足矣。此乃吾一生一世，非常事之真实录。事实验证一俗语，“皇天不负苦心人”。坚持钻研学术因，自获一番成就果，业绩算是不错的，不枉人生走一回。之所以能够这样，因吾背后有一位，说的就是贤内助，两出生年火生土，出生时辰龙凤配，嫁狗随狗[16]定终身，默默无闻女主人，含辛茹苦几十年，为家庭无怨无悔。因此出自肺腑言：“感谢老婆张东华，专道一声I love you。”写此留下简要录[17]，万一遇某导相中，搬上银幕放电影，岂不是幸中又幸？尽管奢望不可能，可是忆录事实在，医林角独领风骚，万古流芳即凭据。

后记

后记系吾之愿望。国家计生委规定，范帅及儿媳廖群，二代只准生一个。独生负起两身份，鑫琳唯一孙女崽，而凭高考上名校，硕士连读即留校，钻研学术出成果，名副其实一教授，紧步爷爷之后尘，一家三代多开怀。更要牢记一件事，择偶首选同一姓，祖籍一定南北异，仗此依然续香火；万一无上机缘事，可取父母之双姓，由此子孙二字姓，亦属香火延续也。若两相中倒插门，后代当然跟母姓，亦是一件美好事，圆了姓范有后梦；但随着时代变迁，政策若能改变为，结婚双方系独生，允许夫妻生两胎，一随父姓二随母，范姓自有接班人，婚姻家庭而美满。总而言之一句话：子子孙孙无穷匮，所谓代代相承也。

在本文收尾之余，顺便对夫妻二人姓名，以生肖、五行结合而略加分析。恰与现实相吻合，确别有一番风味。传统生肖、五行学，应该传承来发扬。范镇海：范，榜样也；镇，压（住）、压制也；海，海水也。吾属火狗[18]辰时生，镇住大海水静止，海水静止火正旺。火旺遇丁未[19]火羊，同气相求胜一劫，“文化大革命”，大难不死有今天。火旺龙舞显神奇，威镇四海国际范，而声誉驰名中外。张东华：张，开（放）、展开也；东，主春生方位也；华，光彩也。土居中位土纯正，土纯厚实土旺盛。其属土牛[20]土旺盛，凑巧又于酉时生，酉属日落、傍晚时。土旺遇甲申[21]木猴，木猴过树拿手戏，嬉闹树上伤树根，土旺厚实反克木，乳癌病魔一术光，闯过一大鬼门关。东春太阳照大地，万物则欣欣向荣，大好春光明媚景，绽放五彩歌声里。土旺凤歌一喜好，东春华丽光彩张，安享晚年唱歌乐。

天赐良缘的一对，范张龙凤鸳鸯配，两人生肖恰相生。龙舞凤歌亦拌嘴，反情深深更牢固。有贤内助旺吾夫，促吾学术大提升，获国际奖代表作，已是满意的回答，故妻功劳有一半。一晃即白头偕老，进入幸福的晚年。

注：①上学：指"开始到小学学习"。

②湖南中医药大学：原名系"湖南中医学院"。

③"文化大革命"：即"无产阶级文化大革命"之简称。

④重出六七：指"1967年6月7日"。

⑤李铁拐样：指"八仙"中的李铁拐模样。

⑥配件厂：全名为"长沙市红旗内燃机配件厂"。

⑦包公：即包拯，北宋时进士，曾任开封府知府，以执法严正著称。

⑧镇：吾姓名中有"镇"字，"震""镇"同音字，于此借"镇"为"震"，是采用通假的，也就是借用来表示同音而不同义的词。

⑨北协和与南湘雅：即"北京协和医院"与"湖南湘雅医院"。

⑩短文：2005年，吾在晋正高述职时的发言，话语被传入其耳后，其不但恬不知耻，反而强词夺理对吾说："虚假论文怎么着？这现象比比皆是……"一语道破，其真相大白矣。

⑪扁鹊、华佗、张仲景：扁鹊"特以诊脉为名耳"（见《扁鹊苍公列传》）；华佗首创中药全身麻醉剂——"麻沸散"，有"外科鼻祖"之称；张仲景著《金匮要略》杂病方，后世许多方剂，皆在其经方的基础上发展起来的，所以称为群方之祖。

⑫院学报：《葶苈子合生脉散治疗充血性心力衰竭50例临床观察》（见《湖南中医学院学报》1982年第2期第28页）。

⑬难产：指一次对其科研（仅用）《外贴膏药治疗颈椎病疗效观察》论文难产一事说："肯定是对配膏药方中的川乌、草乌的镇痛作用泛泛而谈，无独到之处的特殊新论故也。"其立刻首肯认同，并翘着大拇指冲吾说："高论！高！实在是高！"

⑭另一论文：《涤痰汤加减治颅内病变》（见《四川中医》1989 年第 4 期第 27 页）。

⑮"该出手时就出手哇"：系著名歌手刘欢唱《好汉歌》中的一句歌词，但句中"哇"字省略了，其本意不变。

⑯嫁狗随狗：作者属相属狗。

⑰简要录：即"简要回忆录"之简称。

⑱火狗：吾生于"1946 丙戌火狗年"。

⑲丁未：指"1967 丁未火羊年"，亦即"文化大革命"第二年。

⑳土牛：其生于"1949 乙丑土牛年"。

㉑甲申：指"2004 甲申木猴年"。

一封邀请函：其详情参看书前影像（J），《大众卫生报》（杏林新篇·1996 年）报道的新闻便知。

2012 年 12 月

青年雕像毛泽东，令橘洲风景独好

　　湘江流经岳麓山，与古长沙城之间。而岳麓山属河西，古长沙城属河东。橘子洲头位江中，属长条形南北向，湘江大桥横中跨，湘江天堑变通途，五一大道直通西，后改橘子洲大桥。毛泽东青年求学，湖南长沙一师范，渡江活动橘子洲，谈国事"指点江山"。青年半截大雕像，坐落橘子洲南面，宽大肩膀高耸起，气势磅礴而壮观，增添橘洲一美景，世界顶级主席像，各国人们来瞻仰，招客留影愉悦游。吾侪生性好旅游，泰国观光7日游，外国景致扩眼界，游览曼谷观人妖；观赏澳门与香港。正值2010年小春，旅游台湾之宝岛，碰到美妙幸运事，总统套房①享花莲，同游同事听说到，羡慕眼光来参观。7日厦门之旅行，住宿金雁大酒店，旁边挨着白鹭洲，相邻两店夜降临，灯光耀眼之外观，两家倒映人工湖，亮出夜色一美景，湖对面立一石雕，白鹭女神来陪衬，增添夜景美如画。欢畅游玩鼓浪屿，屿巅留影日光岩，闽台小吃一特色，美味可口金包银②。国内名胜品赏多，北京大连海南岛，桂林苏杭张家界，古代的万里长城，西岳华山东泰山，九寨沟及武夷山，饱览奇美风景也。吾一篇中医论文，给了一个展示位，入载国家一级刊，而其发行量最大，自然杂志随邮飞，漂洋过海球那边，有缘开花夏威夷，花吐芬芳遍全球，花香散布名气来，遗憾未赏夏威夷。曾在九十年代初，医院刚立老干科，吾任科内副主任。有人感恩邀全科，定于橘洲共进餐，吾带爱人张东华，并领所有医护士，乘车前往橘子洲，一顿美餐全吃鱼，多种鱼香齐上桌，味道十足乐开颜。又忆在六十年代，一个偶然的机会，于天安门楼前，亲眼看到了毛主席。幸运时刻永不忘，与上共鸣生意愿，因此结缘橘子洲，对橘洲情有独钟。世界闻名毛泽东，立其雕像橘子洲。雄伟的主席雕像，挺拔而气壮山河，面南坐北总指挥，领导苍生显神通。毛主席是大神仙，又是一参天大树，故为橘洲仙境地。神仙居住橘子洲，每到秋高气爽时，金秋显露橘洲园，被水环绕之绿洲，依旧葱郁而迷人，橘子挂满树枝头；中秋十五的月亮，豪月当空圆又圆，尽情赏月览园橘。橘洲园中树石碑，上仿主席亲笔词，胸怀坦荡气魄大，笔锋挥洒自如也，受此熏陶人豪放，心境开阔精神爽。大树耸立春色美，绿叶茂草开心怀，百花争艳扑鼻香，不甘寂寞吐芬芳，即入心境览悠悠，赏心悦目乐无穷。橘洲南端大广场，背山面水半弧形，弧形架有铁护栏，但是就在背山处，全设水泥阶梯座，显然一地兼两用，瞭望演出共一台。凭栏直观湘江水，欣赏两边风光带；遥望猴子石大桥，东城西就岳麓山。逢音乐节表演时，成为音乐歌舞场，载歌载舞齐欢跃，娱乐热闹非凡也。北面沙滩游乐园，宽大绿地之广场，旁连一沙滩广场，具有两广的特点，派用场大有作为：举办歌手演唱会，歌迷欢聚橘子洲，人山人海爆满场，悠扬嘹亮的歌声，回荡上空一片天，一派乐乎喜洋洋；风筝节及沙雕展，各式各样的活动，轮番上演添惊喜。周六晚上放焰火，焰火冒出升长空，五颜六色花怒放，音乐喷泉同开演，橘洲景色尽益然。树伟人创新景观，显示更上一层楼，是以焕然一新也，令橘洲风景独好，游橘洲看长沙范。原有公交旅3线，新增地铁2号线，恰这5月正启用，两线专通橘子洲，引游客源源而来，览红色旅游胜地。来长不游橘子洲，即好比没到过长，故橘子洲被誉为"长沙的城市客厅"。

　　然橘子洲头西边，正对着岳麓山地，在其背后附近处，恰大型潇湘陵园，亦即人生后花园。夫妻于百年之后，吾侪墓位定其中。坐北朝南西皆山，东望高楼、湘江水，青山绿水风光好，墓碑设仙鹤C4区，瑞象清荷含香炉，两侧植有一对称万古长青松柏树，犹如绿装之卫士，坚守岗位永如一，魏碑所用全金箔，此即阴曹之归宿。欲游橘洲仙境地，的确极为方便也，随时即可逍遥游，潇洒麓山沙城间。

结语（与上篇并论）

　　人生一世，草生一春。换句话说，人之一生，生已注定。始一出生，时辰地点，生吾父母，同胞数人，排行老几，不可选择，均天授也。前进道路，生长壮老，奋发向上，坎坎坷坷，决不退缩，坚持不懈，勇往直前。钻研学术，精益求精，业绩凸显，蜚声中外。安享晚年，玩赏泰国，看人妖演；港澳宝岛，乃至全国，名胜古迹，奇特景象，一饱眼福。已回自然，自选归宿，湖南长沙，第二故乡，也可算是，叶落归根，潇湘陵园，设立墓碑。这所说的，人生即是，有始有终。年近古稀，回首往事，悲喜交集，酸甜苦辣，生活充实，乐其中也。打拼事业，生平纪实，呈现于此。最后七字句收尾，正所谓千言万语，融汇成了一句话：朝夕奔梦鞭策着，日子才如诗如画。

注：①总统套房：出自台湾导游口说："你们好幸运啊！因缺少一套夫妻两人房，故只好单独安排住总统套房"。

②金包银：外以藕面薄片，包内以香菇菌，制成酷似饺子样的食品而得名。

2014 年 5 月

为梦想奋斗值得

人从出生到死亡，要经过长、壮、老、衰四个阶段。生老病死之事实，年老体衰必趋势，不可抗拒之规律。老人有个共同梦，希望能寿终正寝，平静、安详地去世，亦即长寿老死也，毫无痛苦之折磨，不知不觉而作古。吾亦藏有此梦想，尽管比较难实现，可是藏梦遂心乐。吾无临床之表现，体检心电图：非特异性 T 波异常，亦即"边缘心电图"，若在浴后入梦乡，心脏骤停乘虚入，于睡中悄然离世。趁夜直入阴曹府，两阴相加绿通道①，走得自由而洒脱，凸阴阳各司其事。干净利落升天堂，享受无疾而终也。如是美妙之想法，仅奢望遥不可及。而在人们印象中，受此两全之老人，似乎圣人有可能。中医界传说一位，尊称"医圣"孙思邈②。情不自禁而赞叹，修行修身修到家，送福直送到西天，毕竟寥寥无几也。所以特别来强调：树立正确之观念，哪怕是一线希望，也不可放弃梦想，不管它成功与否，都朝着目标前进。梦想成真罕见事，唯以先圣为榜样，注重养生和修养，持之以恒有毅力，努力争取来实现。退一步海阔天空，若不能如愿以偿，汗水总不会白流，所谓"一分耕耘，一分收获"是也。虽难两全却延寿，促成活出安康来，这人之头等大事，又何乐而不为呢？为梦想奋斗值得。总之祝愿老年人，晚年健康而长寿！

　　注：①绿通道：由"绿色通道"简缩而成。

　　②孙思邈（581—682 年），京兆华原（今陕西耀州区）人，唐代著名医学家，他学识渊博，兼通老、庄及百家学说，尤精于医，推崇释道，禀性清高，不屑（同肯）入仕，拒绝了隋、唐两代帝王征召，长期在民间行医，被誉为"药王"。根据自己丰富的临床经验和前人的医学成就，撰著了《备急千金要方》（简称《千金要方》）和《千金翼方》各三十卷，另有《千金髓方》二十卷已佚。显而易见，他系中医界顶尖人物，即所谓医德

（其《大医精诚》代表作已足以说明）、医术最高典范，故后人尊称他为"医圣"。

2014 年 6 月

喜庆即兴七言诗

天赐特大喜降临，古稀年得男外孙，
高兴取名迅即来。结合现实情况说，
聪颖女儿范英豪，而其夫婿赖安迪，
夫妻俩共同努力，两人智慧之结晶，
终于成功生一男。对男要求则不同，
性格温柔能力强，独当一面之才子。
但乙未生属木羊，羊之主粮草部首，
癸水生木又长草，主搭相生一绝配，
财源广进粮满仓，就择草癸二部首，
一锤定音来执行，命名姓赖名蓉葵。
花艳柔和惹人爱，而葵泛指大花也。
在湖泊碧绿水中，有一片出水芙蓉，
其中央显一蓉葵，大而绽放大气派，
独领风骚放光彩，伙同群蓉吐芬芳，
吸引万众来观赏，拍手叫好乐开怀。
综上所寄之愿望，一切从实际出发，
以后要靠他本人。选择走自己的路，
把握住每个时机，牢记男儿当自强，
自强不息谋出路。顺着正确指引下，
天天向上好学习，打拼事业下功夫。
必一步一个脚印，勤奋努力去实现，
丰衣足食而安康，所谓名副其实矣。

外孙出生的年月，贰零壹伍年伍月。

吾之身份则成为，先做爷爷后外公，

子孙满堂大家庭，称心如意乐滋滋。

特作喜庆即兴诗，留下幸福的回忆。

2015 年 5 月于深圳

三生有幸天作美，庆幸做下医话四则

值做此最后一篇，奇妙事开颜而笑，全书总共为37篇，与吾生辰数吻合，亦即3月7日生；题名"医话7则"篇，与吾7姐妹巧合；而其中后附5篇，凑巧吾在兄弟中，正排行老5是也。神奇体现上之数，三生有幸天作美。格外兴奋而开心，欣喜于怀生灵感，庆幸举笔即写作，医话四则载如下。

掌握"喝水养生，百病不侵"之常识

盖人每天的生活，都和水息息相关。人体的组成成分，因有70％都是水，所以有句俗话说："人能三日无粮，不可一天缺水。"此乃颇足以说明，水实对人们的生命是非常重要的。喝水要提醒一点：冷开水中水分子，多处于聚合状态，不容易渗入细胞；温开水中水分子，属于单分子较多，能迅速渗入细胞，及时增加血容量。恰是中医认为的，温通脾胃不伤阳，温血管加速血流，更有助于脾主升。上述则特别提示，以喝温开水最好（以下所提及喝水，指的是喝温开水）。卯时天亮天门开，正大肠经当令时，一天生活的开始，起床的第一件事：晨起相对多喝水，大口大口地喝下，能补充一夜睡眠中所消耗的水分，有利于血液循环，改善血液黏稠度，而促进大脑清醒；同时冲洗胃肠垢，直达结肠松软便，排毒清肠除宿便，直入下轮新代谢。当然对无便秘者，减量小口饮即可。巳时9点到11点，属脾经值时经脉，对辰时早餐食物，即进行开始消化。脾施展升清功能，主运化水谷精微，需水溶解营养素，保营养物质输送。故上午10点喝水，小口喝而慢慢咽，极为适合的时间。申时15点到17点，气血流注膀胱经，为最活跃旺盛时。水谷精微化为血，灌注血脉养全身，经膀胱气化作用，升清降浊利小便，代谢血毒从尿出。申属最佳排毒时，于下午4点喝水，为较好的时间点。亥时21点到23点，气血流注三焦经，于此时夜

色已深，万籁俱寂，是万物休养生息之时。正三焦气血平衡，协调和谐处静养，百脉可休养生息，易进入睡眠状态。但于睡前半小时，喝上一次适量水，可有利于防止夜间血液黏稠度过高导致脑梗死或心肌梗死的危险。《中国居民平衡膳食宝塔（2016 年版）》建议健康成年人每天喝水 1500～1700mL，为一般参考范围（另参阅前面与此有关的文章节选）。然而日常生活中，个体的差异极大，除了三餐饭菜外，有人终日不喝水，也还有人却整天茶杯总是不离手。但都能一样地确保小便通利清洁，排大便顺畅利索，汗腺分泌处常态，达到代谢的平衡。由此可见，以符合个人需要量为准，关键自己把好关，绝不能将上参考范围盲目照搬也。所以一言以蔽之：就个人健康而言，"喝水养生，百病不侵"，是养生常识中的一个必不可缺的重要环节，因此对其是非掌握不可的。

维持血压正常两要素

中医学理论认为，心主血脉主神志，心之气血旺盛时，气血协和运行畅，灌注全身神明②充，主宰人体血压也。退休高血压老人，脱离了繁忙工作，无劳累紧张压力，从此心静春风来。心境平和心态好，心美人美精神美，处事从容而稳重，一身轻松乃逍遥。可谓心静心态平，心气平和血则宁，平调气血主和谐，运行无阻稳血压，维压③正常一要素。另有密切的配合：注意饮食要清淡，多素少荤少油盐，不要吸烟不喝酒；按生物钟来作息，而对每天的饮食，达到入出相等也。如此代谢有规律，升清降浊功能健。升清输精入上窍，降浊传粕出下窍，升降平调上下也。清浊分明互不扰，升精降粕两平衡，利气血升降自如，维压正常二要素。上两要素保常态，气血合一环抱紧，阴阳相济而协调，血脉循环通畅也，维压平稳不需药。若不能遵循上法，只好终身要服药。即便药总不离身，风险也还是存在，突受刺激心态乱、如厕努挣排大便，临证致高血压脑溢血猝死者多见。用在民间所流传的一句贬义话说："药只能治假病"，听上去反倒觉得，似乎亦不无道理。显然说明一问题：单药治难于收效，还必配其他方面。身体贵在重保养，顺应生活之规律，和喜怒平调心态，调阴阳刚柔相济。再管好每天饮食，均衡代谢的入出，保上下升降畅通，维持大便顺畅也。必此综合调治下，才稳血压无风险。

人老先天肾气衰老人最怕过冬天

人老先天肾气衰，命门之火阳气弱，保存命火之阳气，火在阳在生命在，火熄阳去生命亡。冬天主寒易损阳，冬小大寒三九天，寒气严重极伤阳，老人须严阵以待。老人最怕过冬天，寒邪防不胜防也。北风严寒交加厉，突袭弱阳之命火，导致阳亡命火熄，命火熄灭命终结（临证骤发感冒并感染暴卒者多见）。寒重阳弱悬殊大，所谓一大鬼门关。因此特别来强调，入冬必须要注意，随时警惕被寒袭。全身上下保暖衣，穿着轻巧身舒坦，同时取暖近火炉，睡（高科技）水热毯④。饮食调以温补品，扶阳气一臂之力。上述面面照顾到，为达目的就一个，维护命火之阳气，度过寒冬活来年。

遵循仙人两长法

人从出生来世上，自然享受百来岁，而后自然老死去，在世长寿后长眠，来去自由又自然，酷似下凡的仙人。仙人者，显神通也，长寿长眠自然通。效法下凡的仙人，遵循仙人两长法。"欲得长生，肠中常清；欲得不死，肠中无滓。"言下之意很清楚：卯时天亮天门开，一天生活的开始，而大肠经主卯时，领头运作之卯时，大肠施展通降时，定时排净大便渣，带动他腑随通降，直入下轮新代谢。大肠清洁肠无滓，每天按时来循环，达到入出两相等，升精降粕两平衡，气血升降自如也。如此正常有规律，生长壮老长寿人。人老先天肾气衰，人老气衰生百病，气衰最易气失调。心理学专家论证，"人老脑先衰"⑤，衰脑血管风险大，易发脑循环障碍，多事衰脑血管病，与气失调很有关。所以则从气入手，重点调气复正常，气主载血运行畅，改善脑血液循环，乃达治疗之目的。曾治一住院老人，于凌晨3时发病，突觉胸中有一孔，气往下坠将欲脱，头昏气短恐惧症。此乃下元肾气愈（结合肾在志为恐，又人身真元之气，其本藏于下焦肾，即所谓下元肾气），独参片汤含又服，大补元气即平息。中气不足陷于下，清阳不升失布展，脑虚引发昏厥症，当务之急提中气，补中益气为首选。下堵上闭之昏厥，上之病治取于下，下通上和病自愈，所谓通腑醒脑也。情绪波动心不平，心气不和血失宁，不利气血的运行，出现头昏欠清爽，平下心来气血和，随即恢复如常也。怒发冲冠发雷霆，血气直并走于上，冲颠突发高血压，比这还有厉害者，并发脑溢血猝死。平素必勿动肝火，防生高压⑥止他变。以上告诉老年人，对于衰脑血管病，随时提高警惕性，事情来临莫恐慌。万一出现下情况，求之不得的好事。暴脑卒中立归西（脑死亡出现在先，随后就心脏骤停）。因此一变即长眠，非常利落升天堂，免了抢救的创伤，身体保全如初也；心脏骤停于睡乡，寿终正寝长眠去，平静、安详离人世，送福直送到西天，不动声色而作古，身体完好如初也。上述情况可以说，都算效仙奇迹吧。

结语

中医博大而精深，赐予人类一财富，方方面面养生法，应有尽有细阅读，切合自身保健康，值得传承来弘扬。喜幸做医话四则，中医养生之一隅。就在心旷神怡时，本书圆满画句号。是书乃划两部分，第一是中医医术，第二是附带个人生平、意愿及其他。留书予以后人评：若对后学零启迪，当吾练习中文字；若获一丁点补益，平生汗水没白流，吾则心满意足了。但最后不揣冒昧，思忖这本小册子，整体文笔显豪放，自我陶醉中脱稿。欢快氛围中完结，此乃幸运一美事。正此心花怒放时，简括一生来结尾。吾平素做事务实，一心一意拼事业，坚持不懈永向前，后赢得小有名气。从此更奋发向上，钻研学术倍信心。著作初版问世了，2003 年 12 月发行。而再版新增论文与个人生平、意愿等相辅而行，充实了全书内容并达成一本完整书，现正待出版发行。希望对于后学者，能尽点绵薄之力。

注：①适可止：由"适可而止"简缩而成。

②神明：即"人的精神"的意思。见《古代汉语词典》第 2 版"神明"③的解释。

③维压：即"维持血压"的略语。

④水热毯：是替代电热毯的一种高科技产品。

⑤"人老脑先衰"：人老先天肾气衰，老人普遍有气虚。根据"正气存内，邪不可干"之说，人老气衰生百病。而脑居头部高位，气虚乏力载血少，上输入脑血不足，使脑失养运行衰，是以脑衰提先来。思维记忆乃减退，渐致老年性痴呆症。综上述为一句话，所谓"人老脑先衰"。

⑥高压：即"高血压"之简称。

2016 年 6 月

跋 文

（另类）

民间流行一俗语，"三句话不离本行"。
故破例做另类跋，仍遵循中医理论，
围绕健康来养生，跋旨意在获两全。
中医学理论认为，人之命门火种者，
命火生来生命生，命火熄去生命亡。
命门火种之阳气，命火阳气一来去，
亦即生命一轮回。人生如白驹过隙[①]，
短暂九十百把岁。故生命无价是也，
惜命乃头等大事。无疑必须要遵守：
一定将"喝水养生，百病不侵"牢记心，
根据自身需要量，以此尺度来实行。
每天按时饮足水，保水液代谢平衡，
汗尿大便排毒畅，体内无毒即健康。
顺应四时之规律，饮食起居有节奏，
生活情绪常态化，更有生命在运动，
锻炼四肢强体魄。每运动恰到好处，
而且应持之以恒，动则生阳阳气旺，
阳旺身体自康健。然而物极必反也，
劳则耗气损伤阳，久而久之气惫矣，
待气耗尽阳离去，所谓阳去生命亡。
综上所述之要点，掌握适度是关键，
生命体征才强壮。有了强健的身体，

浑身充满精气神，打拼事业干劲足，

做出辉煌业绩来，两全其美唱凯歌。

这才不虚度此生，活出了个人样呢！

　　注：①白驹过隙：语见《庄子·知北游》："人生天地之间，若白驹之过隙，忽然而已。"白驹：骏马也。隙：缝隙。

湖南省中医院
湖南中医药大学第二附属医院

2017 年 5 月 26 日于长沙

图书在版编目（ＣＩＰ）数据

临证达变中医治验 ／ 范镇海著. — 长沙 ：湖南科学技术
出版社，2021.11
ISBN 978-7-5710-1205-2

Ⅰ．①临…　Ⅱ．①范…　Ⅲ．①中医临床—文集　Ⅳ.①R24-53

中国版本图书馆 CIP 数据核字(2021)第 175219 号

LINZHENG DABIAN ZHONGYI ZHIYAN
临证达变中医治验

著　　者：范镇海
出 版 人：潘晓山
责任编辑：王跃军
出版发行：湖南科学技术出版社
社　　址：长沙市芙蓉中路一段 416 号泊富国际金融中心
网　　址：http://www.hnstp.com
湖南科学技术出版社天猫旗舰店网址：
　　　　　http://hnkjcbs.tmall.com
邮购联系：0731 – 84375808
印　　刷：长沙超峰印刷有限公司
　　　　（印装质量问题请直接与本厂联系）
厂　　址：长沙市宁乡县金洲新区泉洲北路 100 号
邮　　编：410600
版　　次：2021 年 11 月第 1 版
印　　次：2021 年 11 月第 1 次印刷
开　　本：710mm×1000mm　1/16
印　　张：7
彩　　插：12 页
字　　数：110 千字
书　　号：ISBN 978-7-5710-1205-2
定　　价：59.00 元